U0651936

理友悟语

/修身养性智慧书/

中医健康绝学系列

何理友——著

中国中医药出版社
北京

图书在版编目（CIP）数据

理友悟语：修身养性智慧书 / 何理友著．—北京：中国中医药出版社，2019.3

ISBN 978－7－5132－5441－0

Ⅰ．①理…　Ⅱ．①何…　Ⅲ．①养生（中医）　Ⅳ．①R212

中国版本图书馆 CIP 数据核字（2018）第 301478 号

中国中医药出版社出版

北京市朝阳区北三环东路 28 号易亨大厦 16 层

邮政编码　100013

传真　010-64405750

山东临沂新华印刷物流集团有限责任公司印刷

各地新华书店经销

开本　880×1230　1/32　印张 9.5　字数 167 千字

2019 年 3 月第 1 版　2019 年 3 月第 1 次印刷

书号　ISBN 978－7－5132－5441－0

定价　58.00 元

网址　www.cptcm.com

社 长 热 线　010–64405720

购 书 热 线　010–89535836

维 权 打 假　010–64405753

微信服务号　zgzyycbs

微商城网址　https：//kdt.im/LIdUGr

官 方 微 博　http：//e.weibo.com/cptcm

天猫旗舰店网址　https：//zgzyycbs.tmall.com

如有印装质量问题请与本社出版部联系（010-64405510）

代序：身从道，心贵德，人长寿

在古代，道家是追求长生的。但是现在已经证明人的寿命有限，最高寿命是140岁左右。即便如此，我们绝大多数人距离最高寿命仍然有很大的追求空间。2016年，有统计表明，咱们国人的平均预期寿命是76.32岁，距离最高寿命仍然有64年的时间。所以，我们可以追求最高寿命，尽量延年益寿，让自己活到天年。道家求长生长寿，我们在养生上可以借鉴这一点。

长寿很难吗？一点也不难。我跟着师兄弟们去过很多道观，九十多岁、上百岁的老道士很常见。所以，长寿一点也不难。怎么才能长寿？

一是我们的身体要从“道”。道是什么？是重生贵和、见素抱朴、抱元守一、清静无为和慈俭不争，是万物运行的规律及人间伦理道德纲常。天地是个大宇宙，人体是个小宇宙。天地间有五行——木、火、土、金、水，人体与之对应的有五脏——肝、心、脾、肺、肾，五脏中还藏着五神——魂、神、意、魄、志，还管着五志——怒、喜、思、悲、恐。因此，我们的身体要顺应大自然五行变化的规律。另外，道家有句话叫“我命在我不在天”，命运掌握在自己手里，所以要主动去锻炼，去服草食药，顺着大自然这个大道而行，自然能长寿。

命运掌握在我们手中，不是要我们去争。在这个忙碌的世界，需要我们去“无为”。现在生活节奏太快了，大家的生活太繁忙了，所以人的心情也非常急躁，大家都容易发怒，从而伤害别人。走在路上，经常见到骑自行车的乱闯红灯，开汽车的骂骂咧咧。有时候两个人为了一点小事便生口角，甚至拳脚相加。当我在写这本书的时候，正看到一个新闻，一个24岁的年轻人，因为看电视换台的缘故，与父亲发生争执，一激动从9楼跳下，就这样结束了自己年轻的生命。这种“妄为”太不值了。

所以，让我们“无为”一些。什么是无为？《道德经》中说：“是以圣人处无为之事，行不言之教……使夫知者不敢为也，为无为，则无不治。”《淮南子·原道》说：“所谓无为者，不先物为也；所谓无不为者，因物之所为。”怎样才能做到“无为”呢？《云笈七签》指出：“欲求无为，先当避害。何者？远嫌疑、远小人、远苟得、远行止；慎口食、慎舌利、慎处闹、慎力斗。常思过失，改而从善。又能通天文、通地理、通人事、通鬼神、通时机、通术数。是则与圣齐功，与天同德矣。”所以，无为，不是让人消极避世，而是去主动感悟世间万物的发展规律、顺应规律，从而避祸离灾，达到生活上的富足、身体上的健康。就好像上面这个轻生的人，因为和家人看电视换台而争执，结束生命。那么反过来，如果父亲要看一个节目，他能在心里想：“这是我的父亲，把我养大非常不易，我应该让着他。”这样自己在父亲心中会留下孝顺的印象，以后家庭关系也会更加和睦。下次看电视的时候，父亲还能跟他争吗？

生活中大家更要如此，要经常“无为”，要记住不争才是争。《老子想尔注》说：“圣人不与俗人争，有争，避之高逝，俗人如何能与之共争乎？”并指出：“求长生者，不劳精思求财以养身，不以无功劫君取禄以荣身，不食五味以恣，衣敝履穿，不与俗争。”人生苦短，不与人争，舍才是得到。多做少说，做才能拥有。

二是我们的心要贵“德”。德是道的外化，我们不光要从道，还要贵德。咱们看中华文明历史上，那些得道的人，哪个不是德高望重？黄帝、老子、关云长、包拯等，数不胜数。《清静经》中说：“上士无争，下士好争，上德不德，下德执德。执着之者，不名道德。”我们不光要去顺应自然规律，还要有德。这里的德包括两个方面，一是要修德，道不自见，德不自现，要去修，即如《道德经·第五十四章》云：

"修之于身，其德乃真；修之于家，其德乃余；修之于乡，其德乃长；修之于邦，其德乃丰；修之于天下，其德乃普。"另外要慈，要俭，要谦让。《道德经·第六十七章》云："我有三宝，持而宝之，一曰慈，二曰俭，三曰不敢为天下先。"在生活中，待人要慈，生活要勤俭，遇事要谦让不争。二是要积德，要多做好事，多去帮助别人。个人的善恶行为，不但影响个人，而且影响家庭、社会。自己多去帮助别人，子孙会跟着学习，将来他也会去帮助别人，那么帮助他的人也就同样很多。就如同祖辈积财，后辈享受，祖辈欠债，后辈还钱一样。这就是"积善之家，必有余庆；积不善之家，必有余殃"的道理。

再者，《真文经》中说："人之生也，头圆象天，足方法地，发为星辰，目为日月，眉为北斗，耳为社稷，口为江河，齿为玉石，四肢为四时，五脏法五行。与天地合其体，与道德齐其生。"人体的五脏六腑、四肢百骸所有的器官，不仅与天地相对应，还和"四时""五行"密切联系。所以，古时有"十道九医"的说法。在这本书里，还讲了一些道家防病治病之法，希望能够对大家提供些许帮助。

理友道长

2018年7月30日

目录

第一篇
我命在我，不放弃

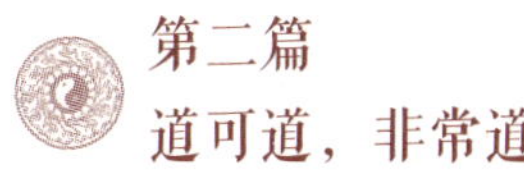

第二篇
道可道，非常道

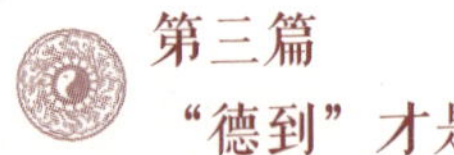

第三篇 “德到”才是得到

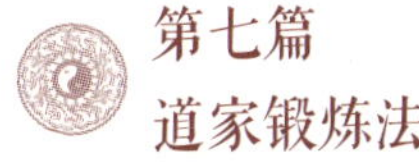

第七篇 道家锻炼法

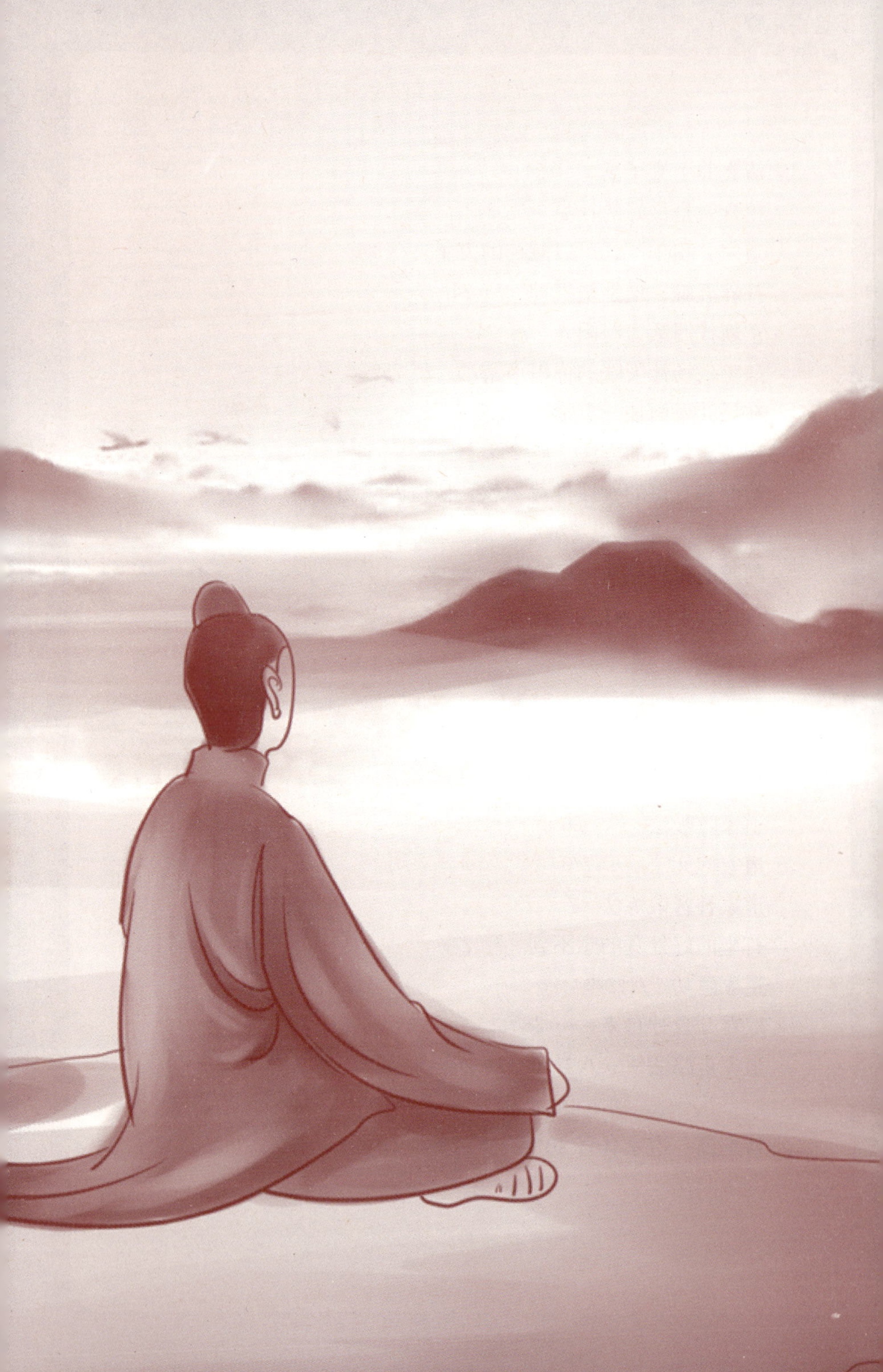

第一篇

我命在我，不放弃

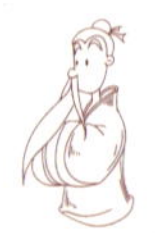

这也会过去

经常有人去道观里或者到家里找到我，说生活太难了，很多人说着说着就哭了，当随行的亲人朋友要劝他们的时候，我都摆摆手，示意让他们哭完。其实，生活再难，也就是难在一时，要坚信日子会越来越幸福，会越来越好。

古代有一位皇帝，拥有最高的权力、无限的荣华富贵，可是他仍然觉得难，觉得不幸福。他能够主宰自己的士兵、臣民、土地，却控制不了自己的情绪，总是会有一些焦虑和忧郁让他的内心难以平静。

无奈之下，他找到了全国最有智慧的人，希望这个智者能够给出答案。智者答应了皇帝，条件是让皇帝把自己戴的戒指交给他，皇帝果然取下了戒指，交给智者。智者几天后重新把戒指交给皇帝，说答案就在戒指里，不到关键时刻，绝不可打开。

没过多长时间，邻国举兵入侵，皇帝率领将士奋起抵抗，

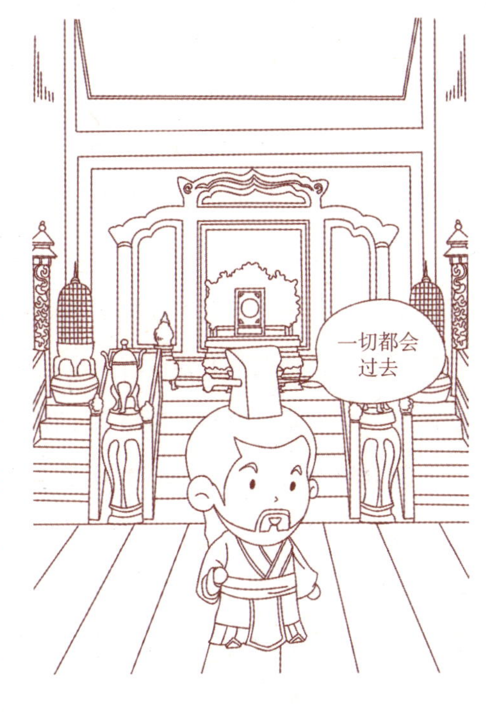

可是由于敌军过于强大，最终城池失陷，皇帝四处逃命。

有一天，为了躲避敌兵的追捕，他藏在河边的草丛中，等敌兵过后，他捧河水解渴，看到自己的倒影，蓬头垢面、衣衫褴褛、形容消瘦。一时间，他内心凄楚，希望破灭，欲投河轻生，就在这个时候，他想到了戒指，就迫不及待地打开，看到里面刻着五个字——这也会过去。一瞬间，皇帝仿佛看淡了一切，在心头燃起无限的希望。他重整旧部，养精蓄锐，历时三年，重新夺回了他的王冠宝座、人民的城邦。

当他再一次回到原来的宫殿的时候，不禁感慨万千，跟旁边大臣吩咐道："找一个工匠，在王座上刻五个字——这也会过去。

一切都会过去。我们不是皇帝，也没有生活在那个年代，但是今天的人也仍然能够从这句话里面汲取教益。

我三年前在观里遇到一个31岁的高才生，计算机系毕业的硕士。他说自己难死了，单位收入非常低，到现在也没有房子，和老婆孩子一起租房住。我跟他说："三年后你必定有自己的房子！前提是你要相信自己有三年之后买房子的能力。"这个人三年后来找我，果然买房子了。他回来谢我，我说不用谢。为什么呢？因为我当时看这个年轻人感觉生活是难了些，但是他本人并没有对生活失去希望。我只不过给他加了一把劲儿。他回去后努力工作，接了很多活儿，越接活儿能力越强，能力越强找他的人就越多，第三年就辞职自己开公司了。

人的一生没有完全平坦顺利的，不如意之事十有八九。尤其是现在这个时代，生活节奏比较快，人生的道路选择及每段人生里面所要完成的任务等，势必给每个人造成许多的心理负担和压力。但是，只有拥有一个良好的心态，才能从时代里面脱颖而出，不被生活所累、局势所累，也只有拥有一个良好的心态才能保持身体的健康、生活的愉悦。道家常说的无为，其实才是真正的有为！

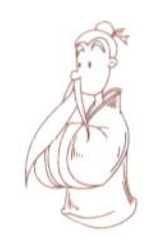

要想成功就多试一次

现在，在很多人眼里我也算是小有名气了，也可以说是稍有成就吧，每天都会有人到观里找我开解，但是以前可不是这样。虽然我修道的目的是为了让自己明晰是非、身心健康，当时并没想过要帮助多少人。后来我发现，慢慢地，当我所学的知识越来越多，我跟人谈话的时候越能直指人心，所以找我开解的人自然就越来越多。

谁都向往成功，向往财务自由、时间自由。但是，很多人只看到成功人士手背上的金、玉戒指，却看不到他们手掌的老茧。成功，其实是一次又一次的尝试。

我有一个道徒，是做人事工作的，一次在席间他给我讲了个故事：

有一个年轻人去某公司应聘，可是这家公司并没有发布招聘广告。年轻人看到经理迷惑的样子，对经理说："我只是路过，刚好又没有工作，所以就进来了。"经理觉得这件事比较新鲜，就不按规矩走，让他试试看，结果年轻人表现得非常差劲。他对经理解释道："这次没有准备，如果准备一下，也许就会好一些。"经理认为他不过是找个借口给自己台阶下，便随口说道："那好吧，等你什么时候准备好了再过来吧。"

大约过了半个月，年轻人再次走进这家公司的大门，可是他仍然没有成功，但和第一次相比，他进步了不少。经理仍然用同样的口吻说道："等你准备好了再过来试试。"就这样，这个年轻人前后七次踏入公司的大门，最后终于被经理录用，成为公司的培养对象。

道家老子曾云："合抱之木，生于毫末；九层之台，起于垒土；千里之行，始于足下。"许多事情是需要积累的，有的积累看得到，有的看不到，不要因为个人的心绪而影响判断，多坚持一下，也许就会走向成功。如果只是一味地焦躁，不仅不利于身心健康，也对事情本身没有什么益处。

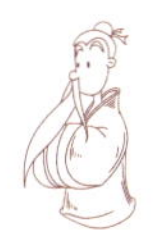

舍得才能拥有

我小的时候很喜欢鸟，尤其是那种羽毛色彩鲜艳的，看到了就想逮上一只，把在手里玩耍。

村子里的伙伴长贵会捉鸟，一起玩的时候我听他说过，于是就央求他到我家后院捉鸟，我家后院很大，一片平地，中间长着几块荒草，倘若猛地跑过去，只听“轰”的一声，所有藏在草里面的鸟都飞走了。

长贵抓了一把谷子，均匀地撒在空地上，然后用一根木棒，支上一个大竹筐，等鸟到竹筐下面吃谷子的时候，看准时机，拉动绑在短棒上的绳子，筐子瞬间罩下来，一下子就罩住好多只，我挑了一只自己喜欢的，装在笼子里，其余的都归长贵，我们两个都很开心。

我把鸟笼子挂在窗外，经常给它倒水装谷子，一直过了好久好久。有一天，我在书上看到一个故事，讲的是山林中的野鸡求食的事情。说野鸡寻找食物非常不容易，走十步也许才能找得到一条虫子，走一百步可能找得到一口水，但它仍不希望被关在笼子里。因为在笼子里虽然不用担心吃喝，羽毛长得又光又亮，但是精神上绝对没有野外自由。

后来，我打开笼子把鸟放了，虽然心里很失落。再后来无聊的时候，我会在院子里撒一些谷子，看鸟来吃。一天、两天……渐渐地我跟它们都混熟了，我把谷子放在手心里，它们就跳到我的手上来啄，啄得我又麻又痒，心里开心极了。有一天我又看到曾被我关在笼子里的那只鸟，它也来吃谷子，我一下子就认出了它，别提心里有多高兴了。这些都是儿时的回忆。

现在我见到很多家长养孩子，完全是以一种过来人的身份大包大揽，不听听孩子的想法和心思，可是现在的孩子所接受的教育和二十年前已经大不相同，很大程度上讲究个性的释放，这样就导致了矛盾，家长这边的态度是你年纪小，什么都不懂，要听我的；孩子的心声是父母已经落伍了，根本不懂我的想法。这样就造成家长心里焦躁，孩子心里抵触，内心都达不到一个平衡的状态。养生之道在于养心，没有平和喜乐的心理状态，怎么会有好的身体呢？结果伤了孩子，伤了气氛，也伤了自己。

其实，家长的做法有时候就相当于鸟笼，而孩子就是笼子里的鸟，每个生命都有它要经历的过程，爱得太重，反而成为一种负担。如果能够释怀，自然地放手，去和孩子做朋友，那就相当于打开了笼子，孩子反而可以和你走得很近，就像曾经鸟儿在我手心啄食一样。这样的话彼此的相处就得到了升华，心灵也趋于平静和自然，促进了身体的健康，作为家长的朋友可以试试，相信会有收获的。

我道家老祖庄子曾有一句话，叫作："无用之用，方为大用。"它的意思是说：如果你执着地认为某一事物或人没有用的话，你就会看不到它的可用之处，自然就不能为你所用。只有放下个人的见解，平等地看待事物或人，才能运用自在、得心应手、左右逢源。

有的时候，放下才能拥有。

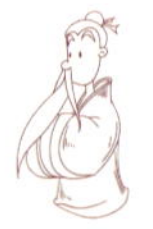

失败不重要

现在说说失败。比如上学的孩子，有的孩子平时成绩很好，一到重要的考试就发挥失常，根本原因不是学习不好，而是心理素质不强。心主神明，神志思维活动是否正常与心关系密切。只有在内心平静的时候，思维才能处在一个良好的运转状态，倘若内心乱了，思维必定会受到影响，这也是考点都设置在比较安静、没有噪音的地方的原因。

高考的时候，每年都有晕场的，轻度的会出现焦躁不安、手脚颤抖，影响思维的正常发挥。重度晕场会出现神志混乱、呕吐等情况，严重影响孩子在考试中的正常发挥。因为这个原因，许多学习好的孩子最后却不能到理想的学校就读，这不免让人感到惋惜。还有更严重的情况，比如考试失利后自杀的。

家长培育一个孩子，都希望他能健康成长，学到一些本领，将来可以依靠自己的能力在社会立足，目的并不是让孩子一定要考试成功，而是通过考试后，对孩子未来的发展有一个好的影响。可能有的时候学校和家长及社会信息，对孩子造成了很大的压力，觉得高考似乎就是一切。其实不是的，高考只是一次考试，它在人生的时光里只占很小的一部分。高考考得好，值得欢喜；考不好，也没什么大不了。人生还得照样好好走下去。

在中医上讲，心气足者信心十足，内心安定。如果一个孩子的心气比较充足，考试时发挥自然就会好一些。中医上关于补心气的方法有很多，把一个人的心气调理充足并不是很难。难的是如何使孩子把高考这一件事情看开，以避免一些不好的影响。

我道家的庄子就很看得开，有一天他和弟子走到一座山的山脚下，看见一棵大树，长得非常茂盛，耸立在溪流旁边。庄子问砍树的人："这么大的一棵树，怎么没有人砍伐？"砍树者对这棵树不屑一顾地说："这不足为奇，

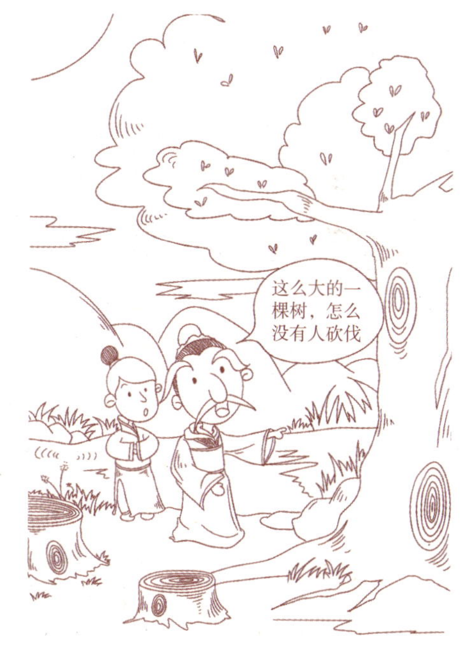

此树是一种不中用的木材。用来做舟做船，会沉在水底；用来做棺材，会很快腐烂；用来做器具，则容易毁坏；用来做门窗，它的脂液难干；用来做柱子，又容易受虫蚀。此乃不成材之木，无所可用，所以能有这样的寿命。”听了这些话，庄子说：“人皆知有用之用，却不知无用之用。”弟子听罢，恍然大悟点头不已。

人生在世，各有各的活法，不同的标准下，有着不同的价值。

其实失败也一样，只要真正看开了，也不是那么重要。所谓得之我幸，失之我命，没有什么比健康比生命更重要。

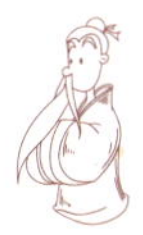

从自卑里面走出来，其实世界很多彩

去年有家单位请我去讲课，有 40 多个人参加。他们单位的会议室很大，能容纳 120 人左右。结果分成了两派，一派人坐在最前面，另一派坐在最后面。因为有些问题还涉及互动，我发现，举手互动的也是前面的人多一些。

于是，我就把自己的讲课内容适当做了一个调整，反正讲稿都在心里存着。

我就讲太阳，太阳照到的地方，花草使足了劲儿往上长，人也都爱往那里去。太阳照不到的地方，阴暗潮湿，谁都不愿意去。我说，坐在前排的人就阳光一些，后排的人心里多少有些自卑、不自信。

我说，坐在后面的人，在害怕什么？顾虑什么？其实什么都没有！我跟大家素不相识，也不会扣大家奖金，大家何必坐那么远？对我敬而远之？我一讲，下面的人都鼓起掌来，后面的人也都笑着坐到了前排。我又趁机跟大家说，不光见到我要往前面坐，见到你们服务的对象也要主动一些。你们真诚一点，别人能感觉到，领导也能感觉到。

那天的课讲得非常成功，后来，他们公司的领导跟我说，我讲完课以后大家工作的积极性高涨，责任心比以前强多了。

这其实就是自卑、不自信的问题。金无足赤，人无完人，谁没有缺点？

我遇到这类人，一般都是从四个步骤来给他鼓劲儿，很多人听完后就信心十足。第一步是想想自己做成功了哪些事，这一步让人有信心；第二步别给自己定太高的目标，这一步是通过一个个小成功增强信心；第三步是出错了也别怕，这一步是通过小失败巩固信心；第四步是自己完不成就寻求帮助，这一步是让人通过多种方法获得成功。

我遇到过一个懒汉，39 岁了，大过年被妻子拎着过来找我。原来，这个人曾经做生意被骗了，从此一蹶不振，天天在家里也不出去找工作，快一年了。我见了他，没直接给他鼓劲儿，先问他以前的经历，他说自己曾经一年净赚 60 多万，后来被骗了。我就重点问他成功的事，勾起他的话茬儿了，滔滔不绝。然后我又问他最近有什么想法没，他讲了讲，我感觉这个目标对他来讲不难实现。就这样，我们又聊了将近一个小时。过完春节，这个“懒汉”的妻子发微信跟我说，丈夫已经出去找工作了。

从自卑的世界里面走出来，其实外面很精彩，没有哪个人在每个方面都优越，每个人都有他的弱项，我们不应该因为这个而去活在自卑的世界里，走出来，其实外面很精彩，有阳光，有开朗，有快乐，有健康。

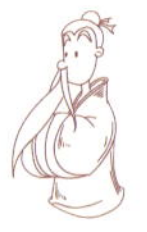

春天总会来的

有一位朋友找中医看病，按方子抓药，没吃够半个月，不见有多大好转，就换了医生，结果开了药没用够一星期，觉得不行，又托人找到了我。我看了看两剂药方，问了问他的症状，说道："这两位医生都没问题，按哪个方子都能治你的病。有问题的是你的内心。你这个病症调理起来就要花一些时间，没有一两个月，身体很难有大幅度的改变。你倒好，心急火燎的，没几天就换医生，怎么能好呢？第一，你应该平静一下内心，只有心情平和了才有利于药力发挥，也有利于身体恢复；第二，你按着一个方子吃，吃一个月后来我这里，我再看看情况。"

一个月后他来找我，不用我看，他自己就说身体比以前好多了，症状也轻了。又过了一个月，他好了一大半。后来又调养了半个月，就痊愈了。

有时候生病了就是这样，一时间看不到春天，先不要着急，耐心等一等，它总会来的。

还有一个故事讲的也是关于春天的事情，它是这样的：

一阵风吹过，花儿都飘落下来。

弟子问道长说：“花儿都谢了，春天是不是结束了？”

道长说：“花儿谢了的时候，不是春天结束了，而是春天正在进行一次远行，当冬天来的时候，我们就感觉到春天的脚步了。”

当我们一时间看不到人生的春天时，不用着急，那只是春天在旅行，它总会回来的。

求医治病的过程也是这样的，往往既要有回春之术，也要有耐心，特别是那种长期的慢性病，调理周期自然会长一些，有的要几个月到一年，病症复杂的甚至需要更久，大多数病症一般短时期之内即可痊愈。所以，要不同的情况不同对待，病人一定要内心平静地配合治疗，这样才能少走弯路，在正确的方法下最快恢复健康。如果病人又急又躁，不仅气血混乱，影响药物发挥疗效，而且容易频繁换医生，结果反而要花更多的时间，影响正常的治疗。

有些人把吃中药当成煎熬，有些人却把吃中药当成喝咖啡。生活中也是这样，许多事情需要平静地去等待。心中一味急躁，对健康不利。

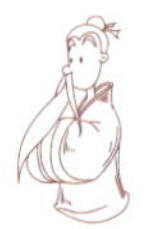

把人生当成一场燃烧

王老板是我一个很要好的朋友，我见他的时候发现两月未见，人居然瘦了一大圈。我问他是怎么回事，他说前阵子生了一场病，最近工作又太忙。我就给他打了个比方，劝他说，你现在就像根蜡烛，在拼命地燃烧自己，是比以前亮了一些，但是却烧得更快了。我也没跟他说太多，他扭回头对身边的秘书说，把手头的工作安排一下，分一下轻重缓急，一些不急的事就推一推。

人生是一场燃烧，激情固然重要，还要考虑身体、家庭，要考虑长远。有些诗人、作家喜欢喝酒，酒为他们带来了无限的灵感，也夺走了他们的健康。他们可以说是写下了许多动人篇章的同时，也燃烧了生命。法国皇帝拿破仑曾说，人一生一世，不给人间留点痕迹，不如不出生。可是我道家庄子却认为，无用之用，无为而为。我们道家的张三丰，他的功夫造诣很深，创出了太极拳，他也没有因为功夫而燃烧自己，反而把功夫作为修身养性的一种方法，这样多好呢。

取得了好的成绩，却是以自己的身体受损、家庭的不幸为代价，何苦呢。人不可与命争，安分守己以待天时是我们中国人的传统智慧。如果人生要燃烧，请健康地燃烧。没有什么比快乐和生命更珍贵！

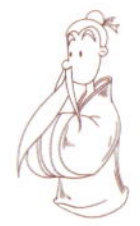

努力一下，一生也就过去了

年轻的朋友喜欢喝酒，往往在酒桌上谈梦想谈人生，年轻人有志气是好事，说明生命力蓬勃旺盛，也是人生所处阶段的一个正常状态的体现。我也从年轻时过来，年轻时也爱喝酒。但是有句话叫作“老骥伏枥，志在千里”，这句话很励志，但是真的到了晚年，真正能做到这样的人很少很少。毕竟年纪大了，头脑、心智、眼光、心思和年轻时代完全不一样了。

还有句话叫作“少壮不努力，老大徒伤悲”。许多年轻人往往是几分钟的热度，酒桌上发完了豪言壮语，下去后却又止步不前，晚上睡觉前是有理想的，然后空虚地睡着了。人生就像一场梦，但是同时它在很大程度上又讲求实际。不积跬步，无以至千里，再大的梦想，还得一步步来。如果始终都不踏出第一步，何时能有千里呢？

年轻时代正是一个人生命力比较旺盛的时代，一生只有一次，如果可以脚踏实地地努力学习、做事，很容易走向成功。可是怕就怕人们一直活在梦幻的国度，接不到现实的土壤。曾经我也年轻过，也做过梦，也虚度了许多年华，所以我也懂得“自在不成人，成人不自在”的道理。

生活中有许多东西需要个人去面对，没有一定的能力就会有许多的悲哀、许多的悔恨，好好努力就可以解决许多问题，相对来讲可以有一个比较平和的人生，不会落差太大。

其实一生很短，努力一下，也就过去了。我们道教有一个故事，说一位道长要去远方游行，却什么都没有带。弟子问道：“就这样去吗，也不带一些行李吗？”道长说：“人出生的时候什么都没有带来，却要在这世界上走完一生的行程。人生的行李和财富都是在行程中赚来的。”弟子听后明悟。

我在年轻的时候学中医，觉得中华医学博大精深，医学著作更是如繁星一般浩瀚灿烂，不知何时才能学得好，一开始很苦恼。后来经过老师的点拨排解，我终于静下心来开始好好学习，不觉间三四年的功夫过去了。回过头来再看当初，感觉其实也不难，一步一步地走，总有一天会走出来。人生可以努力的时间也不是很多，倘若能够花上十年的时间去做一件事情的话，必定会大有所成。所以年轻人首先要迈出第一步，我就是这样走过来的。

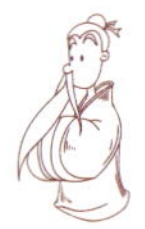

坚持自己的本心，才是快乐的源泉

我现在每天都活得很快乐，也给很多人带来了快乐。但是以前也不是这样，以前也是忙着挣钱、养家，过得很累。有时候想歇歇、出去走走都很难，要考虑孩子、考虑家里的钱够不够花等。后来修道以后，心境、视野都发生了变化，想去哪儿就去哪儿，想读书拿本线装书就能看上几天，反而越来越快乐。

大家可以每天都读一读《道德经》等书，再去拜访一些师傅，听他们讲讲经、说说法，验证一下自己内心的道；遇到别人有困惑时再给他们开解开解，这样每天都能快快乐乐。

人活一世，要去追求快乐。但是怎么才能快乐呢？看看我们的本心，我们想干什么就去努力实现。人生其实就是这么简单。

道家有一个小故事，讲的是道长和蝎子的事情：

一位道长，看到蝎子掉到了水里面，下定决心准备救它。谁知道刚一碰，蝎子蜇了他一下。道长并不害怕，又一次出手，蝎子又蜇了他一下。旁边的人看到说：“它老是蜇人，你又何必救它呢？”道长说：“蜇人是它的天性，善良是我的天性，我怎么能因为它的天性而放弃我的天性呢？况且，我被它蜇了一下，疼痛是一时的，但是救了一个生命，却能让我快乐、安心很多年。”

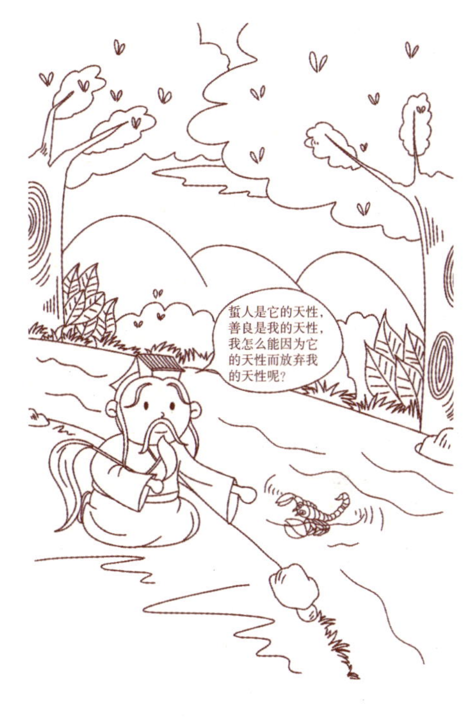

生活中坚持自己的本心，才是快乐的根本，才能拥有健康的身体。

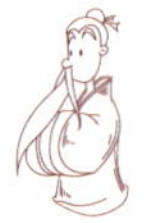

你怎么看待自己，就会有多大出息

我有一次出去讲课，讲到了一个道家的故事：

一个年轻人向道长请教："有的人说我是天才，我心里很高兴。可是又有的人说我是笨蛋，我就很困惑，我到底是天才，还是笨蛋呢？"

道长反问："你觉得呢？"

年轻人神色茫然，心中空空的没有答案。

道长说："比如一碗大米，在炊妇的眼中就是几碗白饭，在厨师眼里就可以做成糕点，在酒商眼里却又成了酒，而大米仍旧是那大米。相同的，你仍然是你，能有多大出息，取决于你怎么看待自己。"

年轻人豁然开朗。

道家老子曾言：知人者智，自知者明。他的意思是说：能够了解他人的人是智慧，能够了解自己的人更高明。有的人说你是天才，可能他自己都不知道什么是天才；有的人说你是笨蛋，也许他也不懂什么叫作笨蛋。更何况笨蛋和天才之间都是可以相互转化的，爱因斯坦小时候是一个笨蛋，可是后来却成了天才。仲永小时候是一个天才，长大了却变成了普通人。是天才还是笨蛋，关键在于你怎么看待自己，怎么努力。

我有个弟子，逢年过节都会来看我，实在忙也会打个电话。他年龄比我还要长上几岁，但对我却异常尊敬。原因在于多年前，他遇到一件异常苦恼的事——有人看不起他，经过我的开解劝导，结果他想开了，并且赚了很多钱。他有个爱好，喜欢炒股，每天抱着股票研究。这如果是在城市，很正常，可是在农村里，那就是另类了。大家都说他不务正业，不好好种地，不好好出去打工挣钱。我说，你什么学历？他说高中。我一听明白了，八十年代村子里的人普遍都是小学文化，很多还是文盲，他作为高中生当然就显得格格不入。我说，你要自己把握好自己，因为只有自己最了解自己，别人不了解你，当然就会说三道四。后来他遇到了牛市，一下子就挣了很多钱，把家里的房子盖了三层，还买了辆不错的车。村里人又夸他运气好，也高看他了。再后来村子里一些年轻人开始学炒股，却亏得血本无归。所以，生活中多自省，多了解自己，然后找准方向，生活又有什么难处呢？

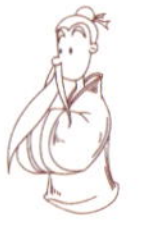

幸福是小小的，不是大大的

去年春天，我在道观里打坐，有个人来了，说想要出家。我看他的眼神没有一点光亮，眼睛微红，还有一些焦躁。像这样的人我每年都会遇到几个，这些人其实并不是真心想出家，只不过是生活中遇到坎儿了，感觉过不去，想要逃避而已。

救这类人，当然还是解开他们的心结，让他们回到生活中去。我问他多大了，他说34岁。他说自己感觉生活没意思，看身边的同学毕业四五年就都有车了，可他还没有，后来辛辛苦苦攒钱买了辆车。没过两年，看身边的朋友个个家里住的都是大房子，而他带着父母，还有孩子，还住在一个七十多平方米的两室一厅里，他感觉自己很失败。

我跟他说，你是不懂得生活，所以你不懂得幸福。什么是生活，生活往往很简单，比如一个妇人提着篮子在菜市场买菜的时候，想着怎样为丈夫和孩子烧几个好菜，她就很幸福。再比如说一个孩子喜欢打篮球，在学习打篮球的过程当中，他必然是幸福的。或者说冬日里蜡梅花开得很好，有心的人采下一枝，装点在自己家里，那一刻，他当然也是幸福的。幸福往往是由一些细小琐碎的事情构成的，它经常存在于我们的生活之中，但是我们却常常忽略了它的存在，反而去追求另外的东西。也就是说，幸福是小小的，不是大大的。幸福是一点点汇集而成的，不是像一股大风一样扑面而来的。

这个人听了之后，感觉我讲的特别有道理，跟我说话的时候坐得直直的。真是心灰意冷来，斗志昂扬回。所以，不要以为没有汽车的人是不幸的，没有豪宅的人是不幸的。其实，幸福跟汽车和豪宅关系不大，没有必要为了这些面子上的事而去影响自己的内心。

幸福是什么？幸福是健康快乐地生活，做自己喜欢做的事情。幸福是一点点存款，一个温暖的小屋，几个热气腾腾的小菜，家人的几句问候，仅此而已。

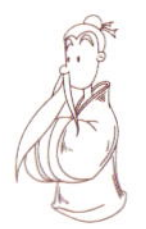

越成功越要清醒

很多人都渴望过上富有的生活，也都在为这个目标而努力，这方面也有许多人凭借自己的努力走向了成功。但是，有的时候穷困不是最可怕的，最可怕的反而是成功。一个人在成功的时候，被许许多多的光环和掌声围绕着，分不清什么是事实，什么是虚假。

记得有一个故事，一个年轻人注册了一个网站，非常成功，短期内访问量剧增，达到了一千多万人次。这种现象是非常罕见的，甚至有的人觉得他有可能成为地区首富那样级别的商人。年轻人在网站上的收入达到了几亿美元，成为美国网络新贵。从此之后他陷入成功之中，觉得自己可以改变一切，有着凡人不曾拥有的能力。许多人甚至称他为天才，更有不少人断定他必定可以积累大量的财富，足以影响世界。没过多久，许多金融巨贾主动向他提供贷款，给他足够的经济支持。后来，他的公司上市了，财富越积越多，从原来的几亿美元增加到后来的几十亿美元。

可是好景不长，在金融危机的影响下，他很快破产，没过几年，他又变成了一个一贫如洗的普通人。曾经的别墅豪车不见了，曾经的金融支持不在了，再也没有人或者机构愿意借给他钱，他的生活就这样一下子没落了。后来他又想办法东山再起，虽然从亲戚朋友那里借到了钱，可是大势已去，再也难以起得来。

从成功走向失败的例子有很多，可以说是举不胜举，成功了固然是好，有充足的物质生活条件为基础，人更容易快乐，也更有能力去维护自己的健康生活。健康和快乐始终都是人们追求的主题，可是生活是多变的，世界是复杂的。人心也是复杂的，有善和美，也有丑与恶，只有能够把握自己内心的人才能够抵制住成功所带来的种种不良影响，而不是一味地沉陷其中，不可自拔。

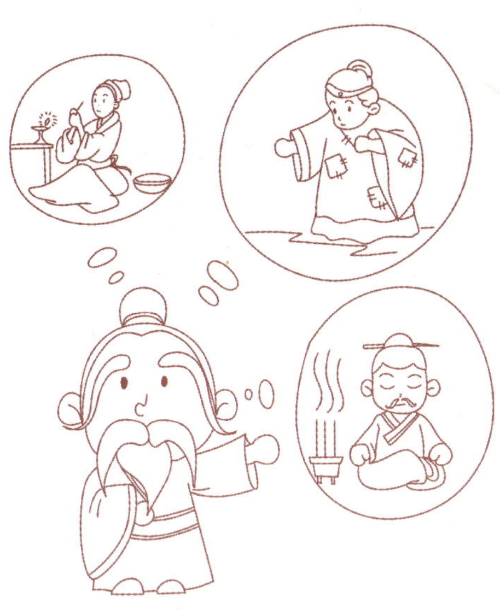

我们道家的老子曾说："吾有三宝，持而保之。一曰慈，二曰俭，三曰不敢为天下先。"

他的意思是说，我有三件宝贝需要保持：一是慈爱，二是俭朴，三是不敢参与你争我夺的纷争。他提出的这三点可以说，对每一个容易被成功冲昏头脑的人都是有很大帮助的，如果能够做到这三点，恐怕就没有从成功走向失败的经历了。

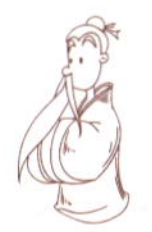

静是躁君

很多见了我的人都说我很亲切，说我心大、脾气好。那是自然，静是躁君嘛！当我们心里生出急躁情绪的时候，一定要想象着把这个急躁情绪当成一个臣子，要管住它，我们的静心才是君王。

杨先生 48 岁，在一家行政单位负责财务工作。平时都是一天当成两天过，突然，他有一天头痛难忍，到医院一检查，确诊为脑瘤。孩子们联系医院，找专家给他做手术，手术很成功。但是领导考虑他因为身体原因，不适合在此岗位上担任重要职务，因此就给他安排了一个相对清闲的工作。领导也是好意，没想到反而给单位找了麻烦。杨先生是个闲不住的人，突然闲了下来不适应，反而没事找事做，在单位看这也不顺，看那也有意见。因此，很多部门都找领导提他的意见。领导无奈之下，找他郑重谈了一次话。

杨先生也很苦恼，骑着山地车到处走，无意中来到观里遇见了我。我听了他的叙述，就把“静是躁君”这四个字送给了他。他读着感觉很有味道！

我说，你的身体为什么会生病？就是因为平时忙，没有时间照顾身体，结果导致疾病缠身。现在，疾病出来了，对你的身体发出了一个重要的信号，需要你静下心来去调养。你现在很焦虑、烦躁，这是负面情绪，要去掌控它，不要让它成为你身体的君主，反而来控制你。在单位，每个部门各司其职，整个单位才能有效运转。你去管别的部门的事，这样整个管理团队就乱了，你看这样的危害有多大？

杨先生听完后恍然大悟，如梦方醒。现在，整个人心态非常好，容光焕发。

我所在的道观，在距离城市非常远的地方，一个朋友跟我说：“太偏了！”我说：“图个静！”我拜访过很多师傅，他们的道观都在深山老林里，个个都是八九十岁，百岁之人！静为躁君，静者寿！

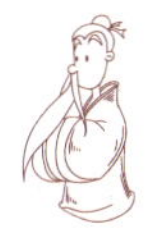

笑是最好的名片

很多人都喜欢找我说话、听我讲道。因为无论何时，我都很注重气氛的调节，有的时候会搞一点小的幽默，有的时候会讲一点笑话。别人开心的同时我也会跟着开心。有句话叫作助人为快乐之本，助人快乐也是一种帮助。

记得以前看过一个关于乞丐的故事：

那是一个冬天的早晨，阳光照在大地上，清冷的风吹得人瑟瑟发抖。故事的主人公看到街角的一个乞丐，他衣衫褴褛，嘴唇裂开长长的口子，蜷缩着身体，肮脏的双手又黑又瘦。主人公停在了他的面前，准备施舍乞丐一点钱财。乞丐静静地等着，可是主人公摸遍了所有的口袋，却连一枚钱币都没有找到。看着乞丐伸出的颤抖的手，主人公向前伸出了自己的手，紧紧握了上去，说道："不好意思，兄弟，今天我没带钱。"没想到乞丐说话了："没关系，兄弟，这也是一种施舍。"

精神上的馈赠对一个人来说也很重要，当别人对你微笑的时候，你的内心里面是不是会感觉到温暖。同样的道理，当你把笑容展现给别人的时候，他同样也会感觉到这样的一份温暖。笑一笑有多难，其实很简单，你带给别人快乐，别人自然也会带给你快乐，大家都处在一个和谐快乐的氛围当中，心里面舒服，身体自然会好。如果整天生气，不得病才怪呢。

我们道家有这样一个小故事：

有一天，一位弟子问大师："你常常给我们讲心，我们的心在什么地方呢？"

道长说："在我们的身体里面。"

弟子说："月亮的光芒，星星的光芒，太阳的光芒，火的光芒，灯的光芒，都被我们的身体挡在了外面，我们的身体里面岂不是一片黑暗吗？"

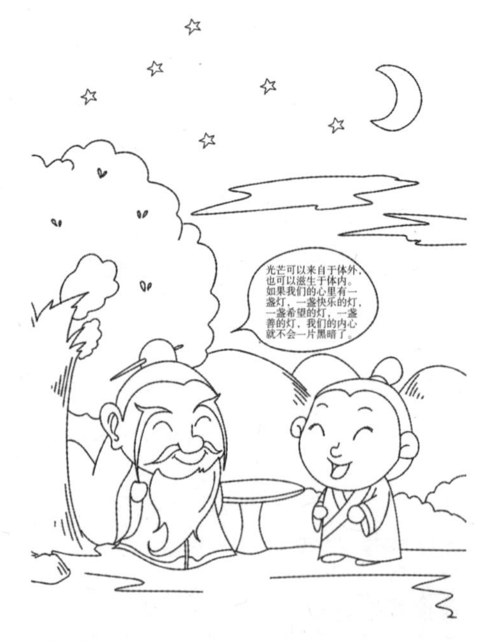

道长说："光芒可以来自于体外，也可以滋生于体内。如果我们的心里有

一盏灯，一盏快乐的灯，一盏希望的灯，一盏善的灯，我们的内心就不会一片黑暗了。”

道长的话，点亮了弟子的内心。平时可以留意，别人的笑容有没有点亮你的内心，你的幽默有没有照亮别人的生活。如果可以，请试着用和笑容相关的东西点亮别人的内心，别人也会回馈给你的。

记得有一次，我在外面买西瓜，有一个小孩喜欢吃西瓜，拉着他的父亲非要买，可是他的父亲没有带钱，所以不理他，小孩就赖在西瓜摊旁不走。卖西瓜的看在眼里，就抱了一个送给孩子，孩子高兴地抱着瓜就走，却被父亲拦了下来。他说：“小孩子不懂事，今天出门没带钱，这瓜不能要。”卖瓜的老乡笑道：“拿着吧，不收你钱，谁家还没个小孩。”小孩的父亲脸上的皱纹舒展开来，说道：“老乡真是大方，那我就占一回便宜啦。”卖瓜的说：“一个西瓜而已，小孩喜欢吃，你就别客气了。”当时我也在一边，看着他们父子两个离去的背影，再看看卖瓜老乡脸上的笑容，我觉得自己心里也暖暖的，不由得露出了微笑。

生活中多笑一笑，对别人对自己都好。

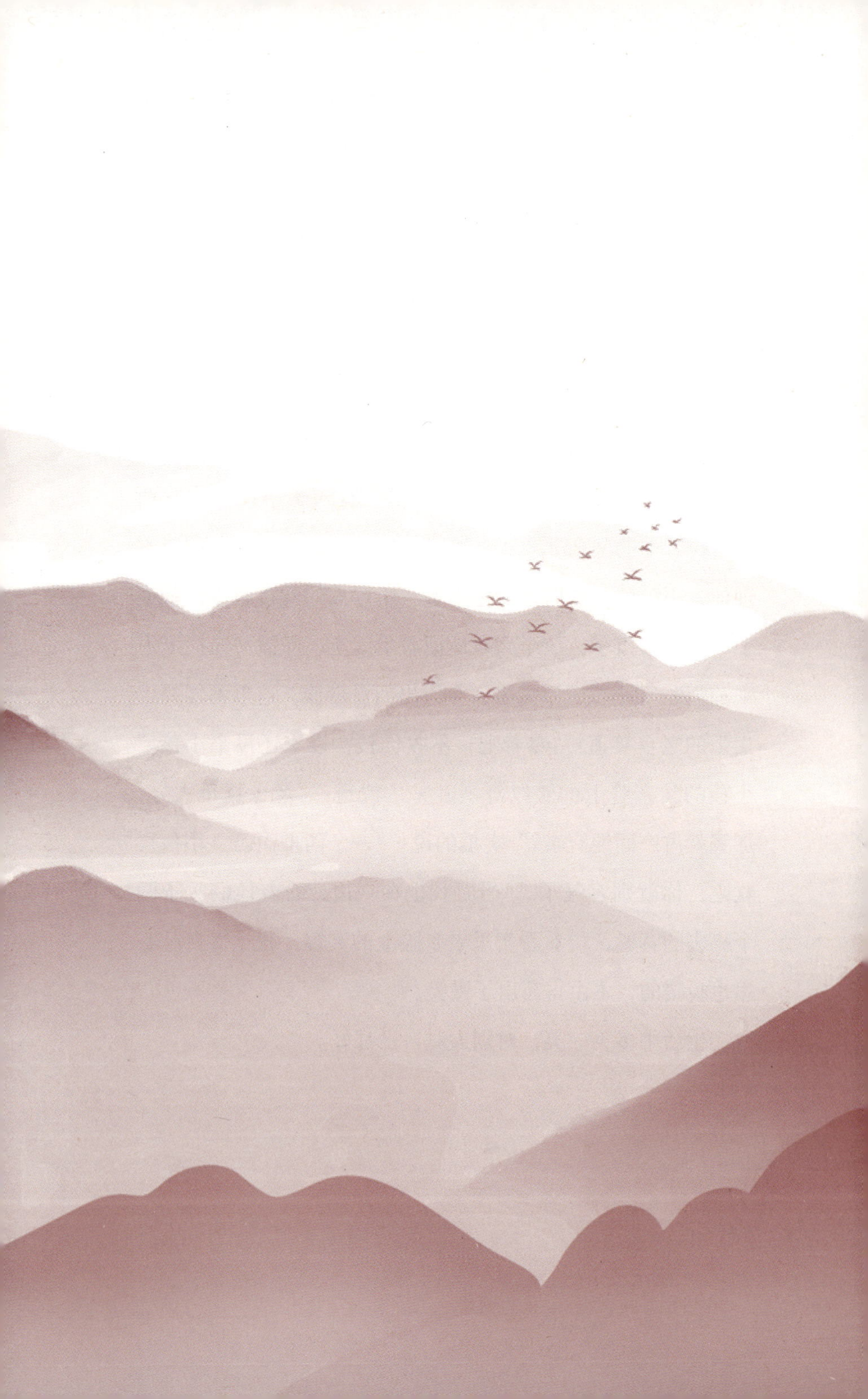

第二篇

道可道，非常道

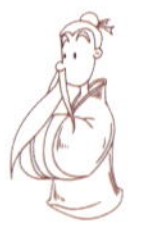

想想生活的“道”

我是一个道士，但是什么是“道”呢？道可道，非常道。能说出来的道就不是道了。道是说不完的，看不完的，听不完的。道在哪儿？在过去，在现在，在将来。今天给大家讲讲过去的道，生活的道。

我年轻时有一段时间在表哥家里住，表哥工作比较忙，就让我去学校接他的儿子放学。学校门口正好遇见一个卖冰糖葫芦的，我喜上眉梢，就给小外甥买了一串。他的那几位同学也一起走了过来，我也给那几个小朋友一人买了一串。

糖葫芦这个东西，小孩子都喜欢吃，它上面的冰糖有补中益气、和胃润肺的功效。冰糖里面包裹的山楂，有健胃消食的功效。有的时候小孩不开心，买一串糖葫芦哄哄，很快就高兴起来了，一高兴血脉就畅通，心气舒顺，身体就处在一个良好的运转状态，就不容易生病，健康又开心，多好。

有过许多次，小孩子东西吃多了，食积，我往往告诉对方适当减少孩子的饭量，再买些山楂回来，用糖炒一炒，做成糖炒山楂，孩子每天吃上三五颗，过几天自然就好了。

其实，生活中调理身心的方法有很多。相信很多人听到冰糖葫芦这四个字，都难免会有许多甜美的回忆。有可能是儿时尝到美味的喜悦，也有可能是青年男女对爱情的憧憬，还有可能是爷孙在一起的快乐时光的一个象征，也还有可能是孩子第一次从一种食物中感受到了父母的爱，或者是小朋友之间友谊的一种表达。

生活的道是什么？其实就是点点滴滴的幸福。过去，过年吃顿肉能幸福一年；现在，天天吃肉也不觉得幸福。过去为什么感觉到幸福？因为自然地感觉到了“道”，感觉到了人生的真谛。现在为什么不幸福？迷失了自我，远离了道。

所以，生活中感觉到痛苦的时候、迷茫的时候、想不开的时候，就去想想过去的幸福，把生活捋一捋，慢慢地，心结就解开了。

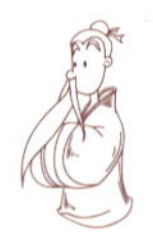

分别，是每个人都要面对的

我们道家的老始祖庄子有过一个故事：

庄子的妻子去世了，好朋友惠子前去吊丧，见庄子盘腿坐在地上，在那里拍着盆子唱歌。

逝者已矣，生者如斯
你的妻子去世了，你还在拍盆子唱歌，太不近人情了

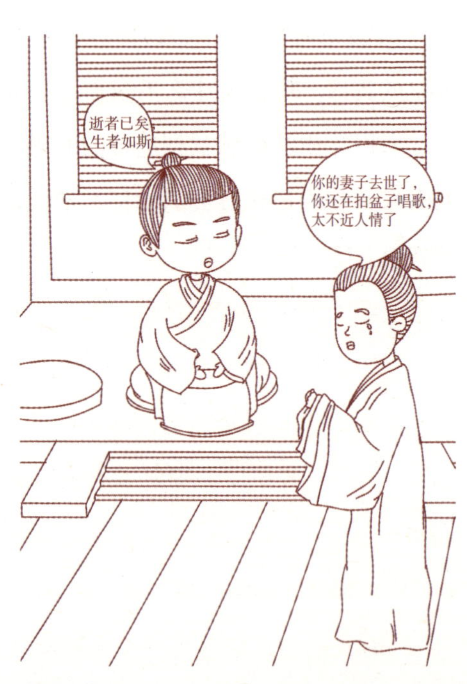

惠子责怪地说道："人家和你一场夫妻情分，为你生孩子、持家、养老。现在去世了，你不哭就算了，还在那里拍着盆子唱歌，这简直太过分，太不近人情了。"

庄子说："不是

的，她刚刚死的时候，我怎么会不悲伤呢？但是呢，她从无到有，又从有到死。人的生死变化，就像是春、夏、秋、冬四个季节的交替。她虽然死了，人却仍然安静地睡在天地这个大房间之中，我竟然还悲哀地随着她的死去而哭泣，后来我认识到这是因为自己不懂得命运的安排，所以就停止悲哀，开始唱歌了。”

人的生与死只是一个过程，如果因为亲人离去而大恸深悲，不仅不能改变什么，反而容易因为悲伤过度而损及内脏罹患疾病。仔细想想，不如顺从自然规律随遇而安。逝者已矣，生者如斯，去世的已经去世了，活着的应该好好活着。

有一次我坐火车，座位隔着过道斜对面有一位五十岁左右的妇女，一路上她神情悒悒，心事重重。后来一个电话打了过来，好一阵，她只是听，一句话也没讲。突然一瞬间，她“哇”一声哭了出来，也不管火车上的众人。嘴里说道：“叔……我对不起我娘！我对不起我娘！我回来晚了……”大家心里都又惊又异，听了一阵才知道原来她母亲病危，她坐火车赶着回家，没想到走到半路家里打来电话，母亲已经撒手人寰了。大家都劝她，她控制不住情绪，不停地抽噎。过了一会儿心气集聚，又哭了出来，一边哭一边喊娘，一边说回来晚了……大家劝也劝不住……又哭了两站路，她下车了，估计又是一路哭，哭到母亲的床边的。

当时我就想：中药虽好，心病难医，倘若人得了病，或针灸，或施药，或种种其他方法，都可以解决，但是很少有办法可以调节到人的内心的。不得不应那句古话，心病还须心药医！

内心的调节跟一个人的见识修养有很大关系，比如说我道家的庄子，他妻子死了，他心里也悲哀，但是他悲哀的同时又可以把这件事情看开，随即又顺从了命运的安排，反而唱起了歌，这样的境界，很少有人可以达到。不过有一句话叫作：怕什么真理无穷，进一寸有一寸的欢喜。只要朝着对的方向努力，也许做不到庄子那样的超然，但总会有收获的。

我的母亲一直都很疼我，从小看着我长大，她去世的时候我也很难过，也不由自主地哭了好多回。但是我知道，人之生死已定，空徒悲伤于事无益，于己无益，就自主地控制情绪，不过度伤感，后来慢慢就释然了。

分别，是每个人都要面对的自然规律，如果可以看开一些，终究是好一点。

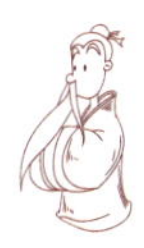

别让自己无福消受

前阵子去参加亲戚孩子的婚礼。在吃饭的时候，一个孩子不停地跟他妈妈说，要吃鱼，要吃虾，要吃鸡腿。很快，孩子跟前的盘子里就堆满了食物。一直到最后，盘子里的食物都没有吃完。

我当时突然很感慨，小孩子有口舌之欲，大人何尝不是如此？小孩子是不停地去要吃的，成人呢？不停地要房子、车子、票子……！要得很多，可是能消受的有多少？大多数人忙来忙去，攒了多少钱，买了几套房子，但是人却倒下了。

无福消受！

《道德经》上有句话叫“天之道，损有余而补不足。人之道则不然，损不足以奉有余”。但是《淮南子》上还有句话叫“天地之道，极则反，盈则损”，占有得多了，就该失去了。所以，咱们看身边的人，有些人很有钱，但是寿命却很短，或者容易生病生灾，就是这个道理。

我有一次去一个有钱人家，他带我参观他别墅的酒窖。我走进他的别墅，都惊呆了，贫穷真是限制了我的想象力。整个地下两层的地下室，摆满了各种各样的红酒和白酒。我粗略地算了一下，感觉有好几百箱，一天喝一瓶，都可以喝上十几年。但是后来这个富人因为应酬太多，早早患了心脏病，做了心脏搭桥手术，医生说，以后滴酒不能沾了。

生活便是如此，有许多遗憾，许多不舍，放下该放下的，才能拥有一个良好的心态，健康的身体。

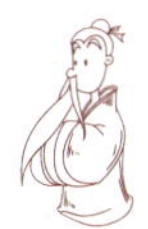

看一看贾宝玉，学一学庄子

贾宝玉和林黛玉不同，林黛玉是从小有病，贾宝玉却生来健康。可是贾宝玉也害过很多次病，病在两个字——痴情！贾宝玉人生最大的梦想便是：让闺阁中的那些姑娘都陪着他，直到他老了、病了、死了，连身体都化作一缕烟，被风吹散的时候，大家才能散了，要不然，万万是不能散的，若是真的散了，便牵肺连心，伤及五脏。他常常和林黛玉吵架拌嘴，斗得五内俱伤，也常常因为某个姑娘的一句话，触动了内心情感，要好多天才能恢复过来。像这样的一种人，痴情太深，必伤及身心，对健康不利。

再看一看我们道家的庄子，他的精神是自由的，他妻子死的时候，他能看得开，反而唱起了歌。朝廷请他去做大官，他说他喜欢在大自然中开心地生活，或者说不喜欢在朝堂上拘束地生存。庄子不执着，贾宝玉对别的事情也不执着，但是对于情之一字，却太执着。庄子的生活状态是养心的模范，平静、自然、喜乐，没有牵挂，虽然他妻子死的时候他也不免哀伤，但是他能很快地看开，从哀伤里面走出来，可谓是“逍遥于天地之间而心意自得”。这种精神状态对于现代的人有很大的学习和借鉴意义。

现代的人为什么容易生病？排除环境的因素不说，内心的因素也占很大的一方面，执着的东西太多，利益、情欲等整天在内心泛滥，不生病才怪呢。

以前我接触过一个胃病患者，爱生闷气，每个月发奖金，老爱和其他人比较，比别人多一点，他觉得自己出力比较多，没达到他的要求；比别人少一点，他觉得人家没他的工作量大，工资发得不合理，每次都要找领导别扭几天。他的妻子很爱他，可是有的时候脾气不是很好，和妻子吵过许多回，每次都败下阵来，后来也不跟他妻子争了，但是他却在心里生闷气。生活里面诸多事情都不顺遂，导致肝火旺盛，横逆犯胃，阻碍了胃气下行而生出了病。虽然在病理上来说应责之于肝，可是如果内心看得比较开，又何来肝火呢。

我跟这位患者讲：“要多修心，许多事情都看开了自然就好了，百病起于心。你这个病是由于经常生闷气而引起的，治好很容易，可是要保证不生闷气，不再得这个病，就看你自己了。”

生活中有太多的烦心事，有一句话叫作宰相肚里能撑船，这种境界叫作能容。还有一种境界是天真地顺遂自然规律，道法自然，这是庄子的境界，叫作看开！还是庄子的境界更好一些，凡事看开，活得快乐健康。

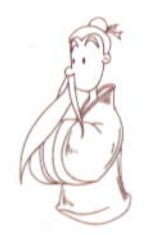

好好活下去

我通过电视、网络等媒体，经常看到有些人自杀了。当然，这些人都是名人，还有很多人死得默默无闻，无论如何都很可惜。

人来到这个世上走一遭是为了什么？要想一想。

有一个年轻人，他不想活了，来到一个山谷，准备自然地饿死在这里。结果他遇到一个住在这里的老人，老人问他来这里干什么，他说他不想活了，准备饿死在这里。老人笑了笑说："你想死我可不拦着你，不过我有事情想请你帮忙，反正你要死了，早几天晚几天都一样。"年轻人一听，也对。就按照老人的吩咐，第二天一早和老人到几十里以外的镇上买了一些萝卜籽，回来后把地犁开，一畦一畦整理好，然后撒上萝卜籽。大约过了有十天左右的样子，萝卜全成熟了。老人买的是一种特殊的水萝卜，成长周期只有十天左右。年轻人和老人一起吃着萝卜做出的菜和米饭，心里还是想着要死，可是却多了一点自己也说不出的感觉。

吃完饭后年轻人说：“你让我帮的忙我已经帮过了，还白白地在这里吃了你十天的饭，真是不好意思，我要去死了。”老人说：“这样吧，反正你是要死的人，再帮我个忙吧。”年轻人想了想，也对，反正要死了，再帮帮他吧，就回答说：“那好吧。”老人说：“往年都是我一个人到山里砍柴，今年我的腿没有以前灵便了，你到山里砍些木材吧，砍好后放到后面的小屋里面，装满屋子，就够我一年用的了。”年轻人回答说：“那好吧。”

第二天年轻人收拾好斧头和担子到山里砍柴，每天来砍两担，一直砍了一个月，终于把小屋装满了。

晚上吃饭的时候，年轻人对老人说：“你让我砍的柴我已经砍完了，今天晚上吃了这顿饭，明天我就要去死了。”老人说：“你死不死真的跟我没什么关系，只是我还有件事想麻烦麻烦你，你知道的，年纪大了，有你帮忙，我会省不少心。反正你要死了，帮过我之后再死也不迟。”年轻人想了想，也是，就索性再帮帮他吧。

于是，年轻人就跟着老年人理葡萄、弄苹果、种稻谷。时间过得很快，转眼间就到了秋天。葡萄收获了，有许多吃不完，都按照老人教的方法制成了葡萄干。苹果收获了，吃不完的都做成了苹果干。还有整片的稻谷，老人和年轻人一起忙了很多天才收割完。都忙完以后，老人把多余的粮食和果干装上车，用一头牛拉着到镇上去卖，卖了好多钱，回来的时候买了许多好吃的，有鸡、鸭、鱼、肉、瓜果、蔬菜等。老人整整齐齐做了一桌子菜，为年轻人送行。老人说："你帮了我许多忙，我也不知道该怎么谢你，反正你要死了，什么也带不走，我就请你吃顿饭吧。"年轻人看着满桌的菜，突然觉得，心里似乎有一点留恋世间的烟火，但他已决心赴死，也管不得许多了。年轻人说："这样正好，可以吃饱了再死。"

老人不住地给年轻人夹菜，年轻人吃着每一样都很特别，那是他从来没有吃到过的味道，有农家的气息，又有自然的感觉，那种感觉是城市里面的餐馆所做不出来的。

而后老人又端上一碗小米粥，那粥黄澄澄的，正是自己种植的小米收获后熬出来的，喝上一口，香甜温糯。仿佛那一桌菜、一碗粥都可以很好地滋养生命，而这菜这粥都是通过自己的劳动换来的。他突然觉得，原来，活下去是人的本能。看看远山的枫叶，都红了，像是枫树的生命在燃烧。两行热泪滚了出来，他在一瞬间改变了注意，他不想死了……

我们来到这个世界上是为了什么？就是要努力去修身养性！其实道家非常注重修身，这也是尊重生命的表现。庄子曾云："能尊生者，虽富贵不以养伤身，虽贫贱不以利累形。"意思是说尊重生命的人，虽然富贵，不会以滋养休息过度而伤害身体；虽然贫贱，不会因为利禄而伤害形体。每个人都应该尊重生命，生死一念，全由一心，健康快乐地活着比什么都重要。

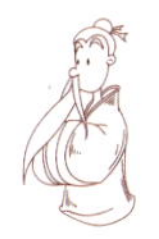

嗜欲深者天机浅

庄子曾言，“其嗜欲深者，其天机浅”，它的意思是，一个人如果深陷欲海、贪婪无度，就会失去生命中的灵性与智慧，错过人生中许多好的机缘与福报，生活中这样的人比比皆是。

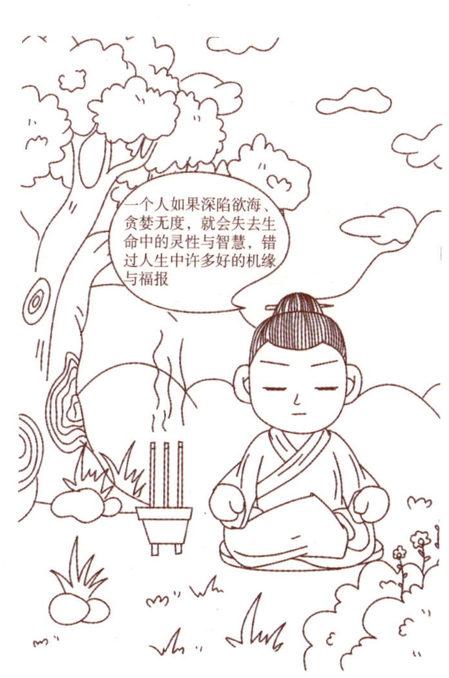

我道家有两个字叫作“清虚”，这两个字很好，如果运用到养生上，可以从精神层面和物质层面分别来理解这两个字。

精神上，有一个词叫作神清气爽。那

么这个“清”可以从三个方面来理解它，一个是安静、不烦躁，这是中医上非常提倡的一种状态，在这种状态下，人体血脉自然畅通，每个部分都在积极有效地工作，并且人的精神没有耗散出去，使精气得以保存。在一定意义上讲，没有耗散就是保养。另一个意思是单纯、不杂乱，还有一个意思是明白、明晰。那么这三个意思总结在一起就是安静、单纯、明晰。《黄帝内经》上曾有一段话，说的意思是，人的生活简单，欲望很少，寿命就长；人的欲望太多，生活复杂，寿命就短。那么本篇文章讲的是人的欲望太深，就会失去生命中的灵性和智慧。但是不管怎样，我们要追求的是清虚这种状态，或者说在生活当中很难做到，但是我们可以朝着这个方向发展，去接近它。也会收到很多的益处。

“清”在物质上来讲可以理解为不以物欲而迷失本心。在这里又讲到了心，心者，君主之官，藏神，主神明，心乱则十二官危。说的就是心是一身的主宰，如果心出了问题，一身的器官都会受到影响。所以我们常说养生之道的根本在于养心。

那么“虚”的意思呢，理解的时候就简单一些，就是空，或者不足。

“清虚”这两个字放在一起的意思就是，空空的，安静、单纯、明晰。其实说了这么多，无非就是讲不要让情欲物质迷失了自己的本心。保持清虚的这种状态能够养生，能够预防疾病，能够长寿。

那么为什么一个人深陷欲海，就会失去生命中的灵性与智慧呢？又为什么会错过许多好的机缘与福报呢？“嗜欲深者天机浅”这句话看似玄，其实解释开了就觉得是理所当然了。一个人气血充足，精神旺盛，身体各个器官都处在一个良好的状态，这个人就充满了生命的灵性和智慧，其实什么叫有没有灵性，什么叫有没有智慧，在同一个人身上，无非是生命蓬勃旺盛的不同程度，对世界认知和面对世界的一个生命状态的不同体现而已。简单来讲，一个人大病一场，病得身体虚弱，精神短少，他就只顾生病了，哪里还体现得出灵性和智慧呢？再比方说，一个人精神充足，体力充沛，思维自然就旺盛，生命力就旺盛，他的灵性和智慧自然就多了，比方说他可以随时调动气血想方法，辨是非等，这不就是智慧吗？一个人病得精神短少，站着嫌累想坐着，坐着嫌累想躺着，调动气血去思考觉得精神不足，还是不要想了，这样何来的智慧和灵性呢？如果一个人深陷欲海，必定会大量消耗气血，或者说他的内心总是专注于和欲望相关的事情，那么他的灵性和智慧就很难体现出来，遇到了好的机缘也看不到，或者把握不住，因为把握机缘需要智慧呀。所以说嗜欲深者天机浅。

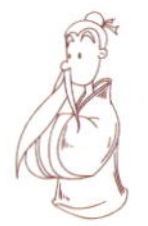

甩掉拖延症

讲个真实的故事：

一位父亲很担心他的女儿，女儿学习成绩不错，有时也会帮忙做家务，在学校和同学相处也可以。总之是什么都好，就是有一点，做什么事情都提不起来精神，老是往后面拖。每年暑假，作业不到最后快开学那几天不知道写；有时候洗衣服，三五件能洗一天，丢到洗衣机里面就不再管了。以前的洗衣机不像现在是全自动的，那个时候的洗衣机要一步一步操作。她往往上午就开始洗，洗完了就泡在那里，然后在房间看电视或者玩东西，一直拖到晚上才开始清水、脱干。父亲劝过很多回，可是都不奏效，也拿她没办法。

记得有一年暑假，她去了一趟姥姥家，回来之后就变得勤快了，人也提起精神了，做什么事情都不往后拖了。父亲问她是怎么回事，她笑笑也不回答，后来从姥姥那里才知道事情的原委。

原来那一天早上她说要去外面转转，门前园子里有许多树，穿过园子往前走，有一条小溪，水很清澈，里面有虾，有鱼，有螃蟹等，水又不深，完全可以看到它们的动态，这是在她居住的城市里面所见不到的。她觉得很有意思，一直玩了一个上午，捉了几只虾和螃蟹，用荷叶灌了水盛着。本来要拿回去在姥姥面前炫耀，没想到走到园子里的时候，一不小心脚下踩空，掉在了红薯窖里面。那个窖有三米深，里面用来储存红薯，上面口小，下面肚子大，每年收获的红薯吃不完可以储存在里面，放半年都不会坏。这下好了，窖里面环壁都是土，也没有什么可以凭借着爬上去。她头皮磕破了，胳膊也挂了彩。怎么才能出得去呢？平时人们取红薯都是用一根绳子绑上一个篮子把人送下去，人把红薯捡到篮子里，外面的人先把红薯拉上去，再把绳子送下来，把人也拉上去。又没有人知道她掉在了里面，谁会给她送一根绳子呢？她在里面喊，一是窖口比较小，二是窖底离地较深，三是那个窖离姥姥家有些远，园子又是一个荒园，平时没人经过，所以即使她大声喊，也还是没人听得到，外面的人到处找她，她也不知道。没办法，她在里面傻傻地坐了两个小时，见没人来救她，她只有自己想办法。她把鞋子脱了，用鞋尖开始在土壁上挖了起来。从下午一直挖到傍晚，挖出十几个口子，脚踏着口子终于爬了出来……从那以后她就改掉了拖延症的毛病。

现代的年轻人，许多都是娇生惯养长大的，在身上几乎都有拖延症的毛病，有的时候因为这个而导致错过了许多美好的东西，拥有梦想，却被自己拖垮；拥有想法，却又拖过了时机，以至于最后内心郁郁不乐，影响身体健康。好逸恶劳乃人之本性，很容易导致拖延症的产生。我们道家老祖老子曾说：“慎终如始，则无败事。”他的意思是说，从一开始就小心谨慎，一直坚持到最后，就可以走向成功。我相信，这句话是每个人都需要去学习的。希望不管是年轻人还是年纪大一些的人都可以甩掉拖延症，追寻成功。

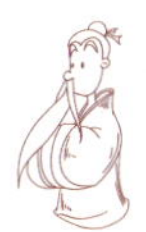

平静中藏着健康和智慧

一个木匠在干活的时候，不小心把手表掉进了木屑之中，他一边抱怨倒霉，一边拨动木屑寻找，旁边的伙伴看到后也上来一起找，结果找了半天也没有找到。等到这群人出去吃饭的时候，木匠的儿子悄悄地走进屋子里，不一会儿的工夫，手表居然被他找到了。

木匠开心地问他的儿子："我们大家都找不到，你是怎么找到的？"儿子说："其实我根本没找，我只是安静地坐在房间里面，慢慢地就听到了'嘀嗒、嘀嗒'的声音，根据声音判断，就知道手表在哪里了。"

智慧往往是在平静中产生的，健康也是在平静中保持的。现代的社会节奏比较快，人们生活、工作的脚步比较匆忙，很多人都处在一种狂躁的状态里面，对身心健康造成了很大的影响，个人的智慧也被掩盖下去。只有静下心，才能拥有健康，拥有智慧。

以前我遇到过一个气血亏虚的人，吃了半个月的药都不见好转，我看看神色，把把脉，问他通常晚上几点睡觉，他说一般在十二点之后。我说睡眠是人体第一大补，怎么睡那么晚？他说白天没精神，一到晚上就兴奋，要么打牌，要么看电影，反正就是到很晚才会睡。我说你这个病必须早点睡，要不然天天吃最好的补药也治不回来，你的心太浮躁了，应该沉下来好好养病，你按我说的去做，每天晚上九点之前上床睡觉，早上五点左右起床，再配上汤药，过上一二十天，肯定有所好转。

又过了半个多月，他说感觉好多了，思维比以前稳定了，身上也有力气了。我说这就对了，沉下心来好好调养，一味地狂躁，晚上不知道睡觉，谁也治不好你的病，他连连地点头说“是”。我告诫他说：“静下心，踏踏实实地生活，整天浮躁，病怎么能好呢？回去后好好睡

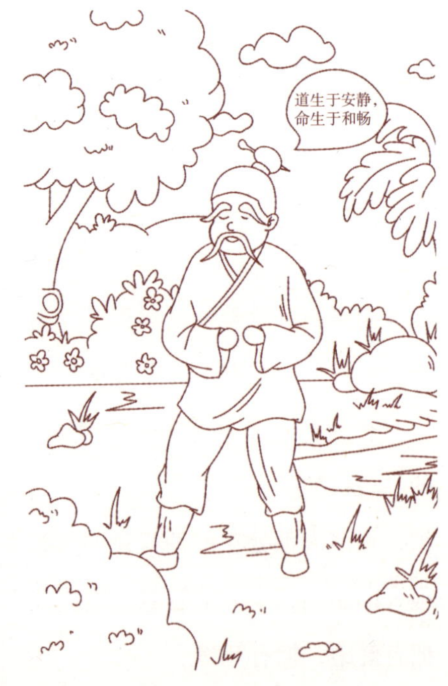

觉，这个病倘若想好彻底，四个字——早睡早起！”他听了以后高高兴兴地离开了。

我道家祖师吕洞宾曾言：“道生于安静，命生于和畅。”说的就是人的智慧和健康；都是在内心平静和畅的状态下才能拥有的。所以请调整自己浮躁的内心，以达到平静的状态，拥有智慧和健康。

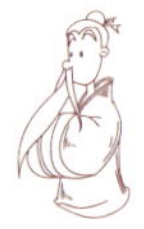

像动物一样快乐

我年轻的时候，养过一条狗，就是家乡那种很寻常的土狗，不像现在许多人养的宠物狗，有让人眼花缭乱的品种。

那个时候，我家的狗吃的是剩饭，剩下什么就吃什么。有时候没剩饭了就饿一顿。不过即使是这样，它长得仍然很强壮，毛发油光锃亮。每次看到我回家就蹦着跳着；头扭得像舞狮子一样，尾巴更是摇个不停。我看到它的欢腾劲儿忍不住也跟着开心。我有时候会故意逗逗它，我跑起来它也跟着跑。我停下来，它也停下来，身体不动，尾巴缓缓摇动着，静静地看着我的双脚。有的时候我故意撵着它跑，它把两只耳朵紧紧地贴在脑袋上，斜着眼睛露出白色的眼珠，兴奋而惧怕地一边跑一边看着我。当然也有相对安静一些的时候，它会站在那里傻傻地看地上的蚂蚁活动，也会用两只前爪按住一只蚂蚱或别的昆虫，不让它动，一会儿又因为害怕而快速地放开。一般情况下，它对昆虫的兴趣不是太大，玩一会儿就不玩了。

它最开心的时候就是和我一起出去了，我骑着自行车，它跟在后面，嗅嗅这个，闻闻那个，有的时候见我走远了，突然发一阵疯，野马一样奋力前奔，远远超过我一大截才停下来，又用鼻子到处嗅……夏天的时候我会带它到河边，它跑得直喘气，舔着河水“咚咚咚”一直喝个饱。它刚开始怕水，我带它游了两次泳就不怕了，几十米宽的河面，它可以一口气游到河对岸，我向它招手，它马上又扑通扑通地游回来，上到岸上，全身肌肉一抖，水都被甩了下来，往往这个时候，我就躲得远远的，等它两三下甩完了我再过去，以免被甩上满身的水。

有的时候它也会兽性大发，比如当它从外面找到了一块骨头，这个时候我最好不要靠近它，一靠近它就龇着牙嘴里发出“呜呜”的怒声。我要是不管它继续靠近，它就会叼着骨头离我远一点，找一个没人打扰的地方慢慢享用。

秋天的时候他会躺在院子里晒太阳，我就掀起它的前腿或后腿，扫弄腿根内侧的软肉，它觉得很舒服，就缓缓地闭上眼睛，一副很享受的样子。当我停止扫动的时候，它仍然跷着腿等着我扫……

有的时候我会想，狗为什么总是那么健康，精力旺盛，精神充足，体力充沛。人为什么不行？仔细想想，人在童年的时候体质也是很好的，为什么长大后却不行了呢？这跟人的生活习惯有关啊，狗的生活习惯完全合乎于道，所谓道法自然。它天黑的时候就睡了，天刚亮的时候就起来。每天都运动，蹦跳奔跑，累了就卧着休息。夏天中午的时候，它知道找个凉快的地方卧着养神；冬天的时候它会找个避风的地方安个窝，如果有草或者比较软的东西，它就盘一个塌陷的坑，卧在里面取暖。所以它的很多东西都是符合养生之道的。它每天都是这样生活，所以它的体质就好，但是人却往往反其道而行之，时间久了，身体想不虚弱都难。

狗是快乐的，为什么呢，因为它体质好，阳气充足，活着就会有无穷的乐趣，但是人的生命质量却往往达不到狗的那个高度，所以人往往是不快乐的。想要快乐，想要健康，控制好自己，控制好自己的内心，按照养生的规律去生活吧。

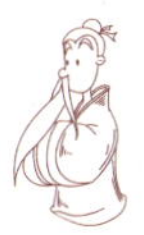

利益心莫太重

有一个人排队咨询的时候非常不耐烦，催前面的快点，他要赶着做生意。终于轮到他了，我问过情况，看他的眼睛，又红又肿，里面布满血丝，又诊一诊脉，知晓了他的病症。我说道："生意做得不小吧。"他说有几百万，和对方正在洽谈中，价格方面谈不拢，只有他这里有货源，人家觉得太贵，如果可以便宜点，就签下这笔单子，可是便宜点会少赚几万块钱。自己战胜不了内心，就急出了火。"我笑道："生意往来，又不是一次，小赢靠智，大赢在德，虽然少赚些钱，却可以得人心，人心汇聚了，生意自然就旺起来了。"他说道："我也知道，就是心不由人。"我劝他："赚钱事小，身体为大，回去好好调养，心境平和了，你的症状自然就慢慢消退了。"他道一声谢，匆匆地去了。

李嘉诚是成功的生意人，他有一段故事，讲的是他的人生智慧，他告诉他的儿子说：做生意，如果拿七分可以，八分也行，那么我们李家只拿六分。这是多么淡然的商业情怀。细想的话，他在拿几分的这个问题上做到了大赢在德的层次。每次他都很大限度地让利给合作方，别人就会记得他的好，下次还愿意跟他合作，久而久之，大家都知道跟他合作有利可图，生意就都跑到他这里来了！这样自然越赚越多，商机蓬勃，把生意给做开了。

利益心太重的人就很难做到只拿六分这一点，反而因为一些小的利益而蒙蔽了内心，没有长远的眼光，在小事情上患得患失，生意做不好，也容易由心理而引发身体的疾病。拥有一份平常心，拥有健康的身体，谁不想呢。在生意场上太看重利益的人就要好好修炼自己的内心了。

前些年因为炒股赔钱，有的连性命都不要了，为什么？利益心太重了。生命多可贵，难道还比不上金钱吗？如果能够把这件事给看淡，心理上没什么负担，身体上自然也没有压力，健康快乐地活着多好。

我们道家有一个故事，叫作一叶障目，不见天日。

有一天，道长问弟子："天空大不大？"

弟子说："大。"

道长说："能遮住你的眼睛吗？"

弟子说："不能。"

道长又问："树叶大不大？"

弟子回答："不大。"

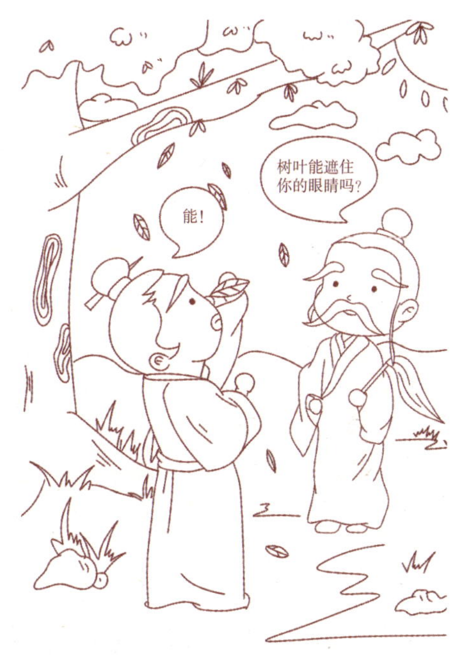

道长说：“能遮住你的眼睛吗？”

弟子说：“能。”

生活中往往就是这样，能遮住你眼睛的，蒙蔽你内心的，在许多时候只是一点点的利益，一点点的坎坷，看开了，有机会赚大钱，更有益的是，心灵得到了升华，处在一种淡然豁达的状态，身体怎么会不健康呢？

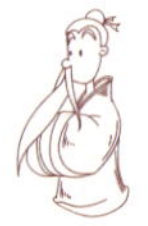

对待亲人，要“见景生情”

《西游记》里面有一句话，叫作：“养儿不用屙金溺银，只是见景生情便好。”这句话讲得很好，养儿子不用给他很多钱财，也不用这样宠亲那样溺爱。只是很自然地见景生情就好了。什么叫作“见景生情”呢？举几个简单的生活中的例子吧，比方说夏天来了，晚上蚊虫比较多，可以点上蚊香，把虫驱走，让孩子有一个安睡的夜晚。再比方说杏子成熟了，红红黄黄的，惹人喜爱，孩子喜欢吃，那就买一些尝尝鲜。还比如我小的时候看电视里战士骑马打仗很威风，父亲就给我做了一个木马，我高兴了好长时间。

其实呢，如果细心体会的话，《西游记》里的这句话讲出了一种质朴纯真而又平淡长久的相处之道。孩子开心了，父母自然也开心了，感情融洽，心气舒畅，就很符合我们中医上的养生之道，也符合我道家淡泊天然的文化内涵。道法自然，父母与子女之间的感情是人的天性，是自然之道，那么我们就直接去顺从这个自然就好了，没必要做得太过分，否则就失去了平衡。对孩子太好的话，容易惯坏，形成骄矜的性格，这反而违背了爱的初衷。

曾看到过一段话，它是这样说的："问一问自己，要孩子到底是为了什么呢，是为了传宗接代？不对。是为了给自己争门面？也不对。那应该是为了养老了？还不对。我只要这个生命健康地存在着，在这个美好的世界上走一回，让我可以有机会参与其中。"这样讲的话就跟西游记里面的那句话，也跟我道家里面的道法自然不谋而合了。

反过来讲，孝敬父母也是一样，不用搞什么鹿茸酒、虫草茶，山中珍味、海里奇品，也做到见景生情便好。

以前有一个年轻人带着他的父亲找我，说是胃不舒服，我问了问情况，原来这个老人喜欢吃鱼，儿子又孝顺，每天都给父亲买一条鱼下厨。照这样的吃法，时间久了，不生病才怪呢。我告诫他说："这个鱼是不能再吃了，要停一段时间。真喜欢吃的话，可以隔几天吃一回，天天吃就是年轻人也受不了。回去调理一段时间，有空的话，可以再来我这里坐坐。"

大约过了十几天的样子，他儿子又带父亲来找我，说好多了。我笑着说："好了就好，不过仍要忌口，不可吃鱼，让脾胃清静清静。过了这几天还想吃的话，每次可以少吃一点。"他们父子两个都很开心，那个年轻人更是三番五次地谢我，我也替他们高兴。这正是人间的父子情，如果儿子把孝心稍微收回一点就刚刚好了。

孝敬得好了，长辈心情稳定，晚辈也跟着开心，心态自然都好。心态好即是养身，老人不得病，也可以为孩子减少经济负担。这样一好，大家全好了。

亲情里面的道法自然，简单如是！

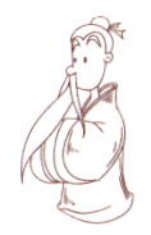

记得别人的恩

我经常开导劝诫众人，也从众人那里受益良多，其中一点就是记得别人的恩情。

作为一名出家之人，每天打坐修道是必行之事。有个徒弟，家里是种山药的，还是焦作温县的铁棍山药，很有名的那种。每年山药一熟，准给我送来。原因很简单，我曾经帮助过他，他很知道感恩。他见我就说，没有我的开解，他的心结就解不开，早得抑郁症了。每次送他走的时候，我都会说“谢谢”！他每次听到我的感谢的时候都不舒服，说这都是小事。其实，我每天做任何事的时候都在感谢，都在感恩，我是认真的。

我读《道德经》，我就先感谢这本书，没有这本书，我读什么？吃饭，我也要感谢，每天都能吃上热饭。来道观里的人，他们虽然是来求我帮助的，但是临走的时候，我都会站起身来在心里感谢，没有他们的信任，也没有我存在的必要。

我有个徒弟是个抗癌斗士，他得直肠癌的时候来找我，整个人已经感觉没精气神了，他说他不想死。

我问他："你小时候过得很幸福吧？"

他说："现在看看，小时候虽然缺吃少穿，但是爷爷奶奶、父母都很疼我，家里很温暖，还是挺幸福的。"

我问他："你结婚这几十年，妻子对你照顾得不错吧？"

我问他："你把孩子也顺利地拉扯大了吧？"

我问他："你这些年工作都还挺顺的吧？"

……

一连问了近十个问题，他都说还行。我最后反问他："那你就不能有一个坎儿？你从现在开始，知足！从现在开始，感恩！"

后来，这个徒弟走的时候根本就不像个病人。这都五年多了，越活越精神。

其实我们都应该看开一点，有一句话叫作"水至清则无鱼"，不能用严格的道德标准去要求别人，也尽量不要这样去要求自己，因为每个人都很难达到要求，对别人放松也是对自己的内心放松。看开了，放松了，释然了，心气顺畅了，就会多一些快乐。记得别人的好，多赠予，自然就会受到别人的喜爱，自己也跟着高兴，有利于身体健康，这样的话，于人于己都会好很多。

把天下人、天下事都当成是上天对你的恩赐，你还怎么会想不开呢？

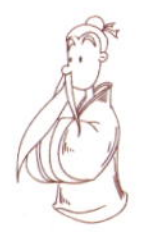

不要执着

柳下季是孔子的好朋友，他有一个弟弟叫作跖，跖的手底下有九千多人，在世间横行霸道，因为经常偷盗，所以大家叫他盗跖。

有一天孔子跟柳下季说："当父母的应该管教儿子，当兄长的应该管教弟弟。现在你的弟弟做了大盗，你难道不能管管他吗？"

柳下季非常无奈地说："有的人就是不听从父母兄长的管教，我有什么办法呢。"

孔子说："既然是这样，那就让我去劝劝他吧。"

柳下季说："我那个弟弟生性强悍，如果你敢违逆他，他就会勃然大怒，我看你还是不要去了吧。"

孔子不听劝告，还是带着颜回与子贡一起上山去见盗跖。盗跖的部下报告说："将军，孔子来到了山上，想见见你。"

盗跖说："你替我回话给他，不要再搬弄是非，迷惑天下君王。不要再假借孝悌，欺骗世上的人，以此侥幸得到富贵。他的罪孽很深，趁早离开山寨还来得及！不然我就挖出他的心肝当午餐吃！”

部下出来对孔子说：“将军不想见你，你快走吧！”

孔子不肯，说道：“对不起，请再通报一下。我是柳下季的朋友，早就听说将军气度不凡，所以前来拜访。”

于是盗跖就接见了孔子，说道：“孔丘！你有话快说！如果讲得不合我的心意，你就休想活着走下山去。”

孔子说：“天下有三种美，第一，身材好，又高又大；第二，拥有智慧，能分辨天下的道理；第三，果决勇敢、可以聚集群众、率领士兵。现在将军一人同时拥有这三种美，可是却躲在这里当强盗，这实在是太可惜了。将军如果可以听从我的浅见，我愿游说诸国，让他们给将军盖一座大城，称将军为诸侯，不要再做盗匪了。”

“哼，哈哈哈哈。”盗跖笑说：“能用利益规劝的都是一些庸俗之士。想用富贵来诱惑我，我全都知道，富贵也不过是过眼云烟。再者说了，大的城池，没有比天下还要大的……尧舜具有天下，他的子孙现在又在哪里呢？汤武也曾拥有天下，他的子孙现在在哪里呢？天下间的事，有大利也有大害。现在我当盗匪，杀人有限，如果我做上了诸侯，假借仁义去杀更多的人，那就祸患无穷了。你今天所讲的道理，都是我丢弃不要的，距离大道差太远太远了。”

孔子听完后，十分羞愧，急急地跑下山去。

柳下季问孔子说：“我弟弟有没有冒犯你啊？”

孔子回答说：“我急急忙忙地去拽老虎的胡子，差点被老虎吃掉啊！”

大盗尚且知道有大利就有大害，现在的人却一心追求利益，罔顾健康寿命，生了大病才悔不当初，后来又拿钱财出来做善事，觉得还是快乐和健康最重要，像这样的病人我接诊过很多。我们完全可以在获得利益的同时顾及自己的健康和内心的平衡快乐，不被利益和欲望所缚。这样走过一生多好呢？

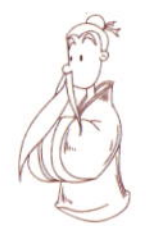

劝人，要注意方法

有一个小故事，讲的是劝人的事情：

颜回对蘧伯玉说："有一个人天生喜欢杀人，如果纵容了他，会危害到国家。如果去解劝他，又会危害到自己。他往往只看到人家的过错，看不到自己的过错。对付这样的人，应该怎么办呢？"

蘧伯玉道："对这样的人要善巧和顺，不可激怒他。他如果像婴儿一样，你也装作像婴儿一样。他颠三倒四，你也假装颠三倒四。先让他觉得你和他是相同的人，慢慢再想办法引导他。"

颜回不明白："为什么一开始要对他那么和顺呢？"

蘧伯玉道："你应该见过螳螂吧？把它激怒了，它便举起双臂去挡车轮，自认为力气很大。你把自己的才能夸大，去触犯它，就相当于触犯螳螂一样，是很危险的一件事情啊！"

劝人向善，如果用的方法不恰当，反而容易导致危机的产生。

我上学的时候，遇到过这样一个故事：

语文老师的手上有一些试卷，归他个人所有，和学校没有关系。有一天他拿到课堂上发给大家，让大家做。等发到一个平时学习成绩比较差、不爱学习的学生的时候，老师问了一句："发下去后做不做？"结果那个同学觉得伤到了自尊，没有接卷子，气呼呼地转身回座位上了。老师没有说话，接着把卷子发给其他人，等大家都做卷子的时候，又拿着卷子走到那位同学身边，说道："好好做，老师也不容易，大老远从外面买回来，专门给你送过来。你看今天这天多热，看看我头上的汗。"一边说他一边把额头向前探出给那个同学看……

当时我就觉得，还是老师厉害，一场尴尬，几句话就化解得无影无踪。不过一开始的时候，老师讲的那句"发下去后做不做"有一点突然了，这就造成了那个学生在心中认为，老师把他当作坏学生了。自然就会有逆反心理，再加上年轻气盛，所以就有了那一幕不愉快的发生。

其实生活中也一样，劝解别人，一定要注意方法，要不然容易伤了和气，闹得大家都不愉快，方法用对了，别人也乐于接受，大家都开心了，又有利于健康，就一好全好了……

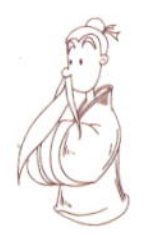

帮助别人就是帮助自己

几个人在沙漠中，水快用完了，却找不到绿洲。这个时候，看到沙丘下面有一团黑色的东西，这几个人就下去看是怎么回事。结果发现是一个人，被绳子捆着，还有气息，可是已经晕过去了。他们其中有人要救他，另外有人就提出了异议：“我们快没有水了，把他救过来，又要喝掉我们一壶水，况且也不知道他什么来历，是好人还是坏人。”

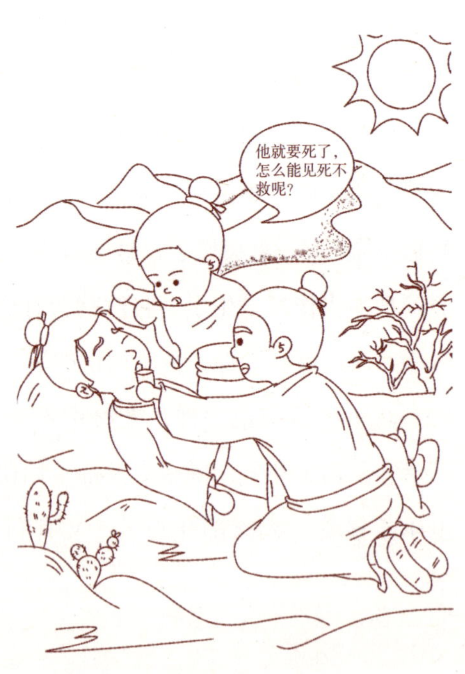

要救他的人说："他就要死了，怎么能见死不救呢？"最后经过商议，还是决定就他。他们取出刀子，把绳子切断，把水中放一点盐，给他灌下去，捶胸、揉腹、掐人中，终于把他救醒了。

醒了之后，他弄明白情况，说自己遇到了劫匪，并且说他知道哪里有水源。几个人听到这样的话，喜出望外。就跟着他一起走，走了两天两夜后，终于看到了绿洲，一群人都得救了……

许多时候，帮助别人就是帮助自己。

还有一个故事，有一个人很穷苦，他家后院有几棵树，结了许多果子，这些果子在家乡属于很普通的品种，卖不了几个钱。但是如果带到海外，那就是稀有品种，可以卖到十倍以上的价格。这个人认识一个经常出海的朋友，他就跟那个朋友讲，自己也想出一回海，把果子卖了多挣几个钱。他朋友跟船长很熟，知道出海的规矩，谁想带东西出海，根据货物的多少，决定交多少的钱。他朋友跟他讲了规矩，要交一些钱，可是他朋友也知道他这一阵正缺钱，就把自己的钱给他垫上，让他可以一起出海，路上的吃喝，全由他朋友照应。

结果他的水果全都卖掉了，海外的人都没有见过那样的果子，所以即使他把价格涨到了家乡价格的二十倍，人家也并不觉得贵，还觉得好吃，都很乐意去买。他赚了钱，要把他朋友帮他垫的钱，以及路上吃喝的钱还给朋友。他朋友坚辞不受，对他讲："虽然你赚了钱，也并不是很多，回去后还要用，你先留着用吧。"他听朋友讲得有理，就把钱收了回来。

轮船回航的时候，错了方向停靠到一个小岛，不过船长经验丰富，并不担心回不去。众人都在船上吃吃喝喝，他一个人觉得无聊，就下船到岛上转转。岛上四面都是树，有一些不曾见过的鸟。忽然之间他觉得分外刺眼，走过去细看的时候，是一块钻石，本来他也不敢肯定，但是他在书上看过对钻石鉴别的描述和图片。回去后他拿放大镜仔细端详，确定是钻石。他告诉了他的那个朋友，朋友也替他高兴，后来再次出海，把这块钻石卖掉了。卖的钱分给了他朋友一部分，这次他朋友不敢不受，一是因为他有钱了，二是因为自己也并不富有，也想过好日子。从此后，他二人都过上了富裕的生活。

生活中人往往容易目光短浅，斤斤计较。这样就容易不开心，影响健康。其实，看开一点，帮助别人就是帮助自己，这样大家都开心了，没有人不喜欢开心和健康的。

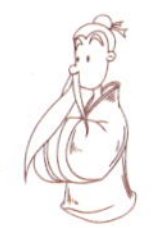

退一步海阔天空

以前看过一本小说，名字我忘记了，但是记得里面的许多故事，有一段故事是讲的在食堂里面打架的事情。

那是一个工厂，每天中午，整个车间里面的人都集中在食堂吃饭。打饭的是一个二十多岁的愣头小伙子，他的名字里面有一个德字，又因为他面相长得比较老，像四十多岁的人，大家都叫他老德。老德有一个特点，就是每次有好吃的饭菜他就给他的老乡多打一点，给别的人少打一点。因此，整个车间的人对他都心怀不满。这个小伙子脾气还不好，动不动爱说粗话。久而久之，大家都很讨厌他。

还有一个年轻人，他姓李，大家都叫他小李。小李是一个内向的人，平时不是很爱说话。本来老德和小李不认识，但是老德见小李面善，有什么事情总找小李帮忙，比如说推一下餐车，抬一下垃圾桶什么的，一来二去老德就跟小李混熟了。

餐厅里面的饭每天都由老德推着餐车到伙房去领。当天车间有多少人上班，就领多少人的饭。一是因为老德不识字，二是因为工厂规定，剩饭不能超过一定的量，所以老德往往在伙房那里领的饭菜；不够整个车间的人吃。最后总是有许多人没有吃饱，坐在那里等着老德再去领饭菜。这样一来二去呢，老德心里就没底了，打饭的时候总是给别人少打一点，因为怕饭菜不够分，自己还要重新跑到大老远的伙房去领。但是，看到他的老乡了，人情面子就转不开，就多打一点，看到不好欺负的也多打一点。上面说过，小李比较面善，又不是老德的老乡，自然就少打一点，一次不说，两次不讲，小李的心里却慢慢地起了反感。还有一点是因为小李的工作比较忙，吃饭的时间只有十几分钟，这就需要一次性把饭打够，吃完后要去工作。可是到了老德那里，他打的量只够小李吃到两三分饱。还有原因是老德仗着他的同乡比较多，在车间横行霸道。有的时候老德不尊重小李。

小李本是一个很看得开的人，但是吃饭的事情怎能马虎，总不可能因为老德打饭而总是吃不饱吧。那一天中午，伙房做的炒饭，有大米、鸡蛋、萝卜丁等。小李很喜欢吃这个饭，结果老德又只给小李打了一点点，小李说再打点，不够吃。老德又是气势凌人地嘟囔着脏话，又只打了半勺，结果两次打的加起来不够半碗，小李平时的饭量要吃一碗才能饱。这一次，以往所有的情绪都聚集在了一起。小李把碗放到了餐桌上，却按捺不住内心的万丈火气，大声说道：“别让我烦你了。”老德在那里仍然嘟囔个不停。这一下小李彻底怒了，一个箭步冲上去，老德见来势凶猛，抄起铁饭勺就打，可是已经晚了，小李双手齐出，把他推倒在地。老德慌乱中从地上再次捡起铁勺朝小李头部抡去，说时迟，那时疾，小李已经躲闪不得，觉得那一铁勺若是抡上来，非残废了不可，心念电闪之际急速向前，右手卡住老德的右手，那铁勺再一次被震落。老德再一次捡起勺子，结果被餐厅众人拦住，小李也被众人拉住，最终被劝散了。

经过一场战斗之后，小李想：若是当时他那铁勺抡在自己头上，怕是这一辈子也就完了。身体发肤，受之父母，应当好好爱惜，打架这种事情，破坏力太强。幸亏没有造成严重的伤害，要不然，悔之莫及。

老德的手颤了一个下午，想想真是不该，背井离乡在外赚钱，却因为一些小事情跟人斗殴。打到紧急的时候，自己的身家性命都没了保障，倘若真伤了性命，值得吗！

从此之后，小李和老德都像变了一个人，变得不再赌气争强，慢慢学着谦让有理。

也不仅是小李和老德，每个人都一样。一时间，心有万丈怒火，静下来，退后一步，海阔天空。

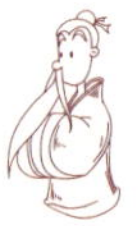

每个人都需要被尊重

一个夏天，几个朋友一起到饭店吃饭。进门的时候看到一个卖甜瓜的，前面是一个拖拉机，后面拉着一个铁皮车斗，拖拉机是那种有两个车把的旧式拖拉机。车斗是那种不知道在外面经过多久风吹日晒的车斗，表层的喷漆已经掉光了，取而代之的是一层暗黄色的铁锈。卖瓜的是一个年轻人，干瘦紧实的身材，脸色黄黑均一，让人觉得没有五年以上的土地劳作经历，很难有他那一副模样。

酒店里面有一个大院子，里面种着树，树底下有几处凉亭。再往前面是一个池塘，和湖水相通，池塘里养着鱼，种着荷花。水上面也有几处亭子，可以坐在里面吃饭。我们坐在亭子里面，点了几个菜，吃吃喝喝，闲话家常。过了一会儿经理回来了，可能也是看上了门口的甜瓜，告诉手下传菜的一个小伙子说："把门口那卖瓜的叫过来，买几个瓜吃。"小伙子就开心地跑到门口告诉那个卖瓜的年轻人，年轻人就把车开到院子里面来。

他的拖拉机太小，好像有一点拉不动那一车斗甜瓜的感觉。“嘟嘟嘟”直响，排气孔冒着黑烟。酒店里面的服务员、收银员和那经理都是在城市里待惯了的，哪里见过他这样的阵势，都忍不住笑他的那一副寒酸相。我坐在旁边的亭子中，静静地看他卖瓜。

他把车停了下来，拿出一把刀子，切开一个，让经理尝尝甜不甜，经理撇嘴斜眼，做一副乖巧又不屑的样子，说道：“我不吃，你给我称十斤，酒店里要用。”那年轻人取出秤称了十斤。经理让收银员付了一百块钱给他。他找过了零钱。经理一边转身回经理室一边横横地说道：“快点开走，别影响我做生意。”年轻人热血上涌，却并没有发作，开着他的拖拉机离开了。

这件事已经过去很多年了，我却没有忘记，依然记得酒店里面的人的那一副笑脸，也记得卖瓜人的不卑不亢。

每一个人都有自尊心，都需要受到尊重。你尊重我，我心里舒服，我也尊重你，你心里也会觉得平衡，这样的话就心气舒畅，自然快乐，不容易生病。反之大家互相都不尊重，就会生气，伤心伤身，又是何必呢。

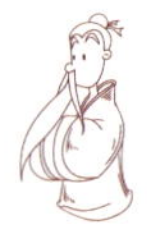

用孩子的心灵看孩子

成年人都是从小朋友走过来的，当长大后的某一天，回想起儿时的记忆，就会觉得，原来童年的心灵世界是这样的。这种感觉相信每个人都有过，可能十七八岁的时候有过，二十多岁的时候有过，三十岁的时候有过，四十岁的时候有过……这种感觉和记忆将会伴随着每个人走过一生的岁月。

小孩子是不懂大人的世界的，也不懂自己的世界，它的大脑和心智处在一种蒙昧的状态。有许多科学家会将黑猩猩、狗、狒狒等的智力与人类儿童时期的智商相比。我们可以想一想这些动物，它们的思维很简单，是不懂得人类想法的，就相当于孩子不懂成年人一样。

为什么有太多的家长跟孩子相处不好呢？有很大一部分原因是，家长把自己的世界观带入到儿童的世界，可是儿童他怎么会懂大人的东西呢。其实错的往往是大人，大人用错了方法。

有一次坐公交，一个奶奶带着孙子，大约有五岁左右的样子，车上的人比较少，有很多空缺的座位，奶奶就让孙子单独坐一个位置，她自己坐一个位置。两个人离得又远，她那孙儿又很调皮，在座位上不好好坐着，动来动去。奶奶怕公交车猛地加速减速，小孩子控制不好自己的平衡被磕伤。于是她就在自己的座位上反复告诫孙儿，要扶好面前的扶手。坐着不要乱动，乱动的话容易磕着，等等。她又怕孩子的手到处摸，沾上灰尘，就告诉她的孙儿不要到处摸，脏了手打屁股。

孩子年纪小，他哪里会管得到这些东西，依然我行我素，一会儿抠抠这个，一会儿摸摸那个，一会儿把头伸向窗外，一会双手离开扶手，小身段前不着后不挨地坐着，非常危险。她的奶奶就黑起一张脸，厉颜狠色地说道："坐好，一会儿磕着你我可不管，手不要乱摸，脏不脏，小心回去我告诉你妈，打你屁股。"小孩子见奶奶发脾气了，终于憋不住，"哇……"的一声哭了出来，结果，奶奶的气消了，又回过头来软语温言地哄孙子……

仔细想想她这个带孙子的过程：首先公交车上她让孙儿一个人远远地坐在一边，这本身就是一种错，因为比较危险。她也意识到了这种危险，所以就紧盯着他，告诫他不能这样、不能那样，说危险什么的。小孩子哪里会懂，然后就没听话，这样就激发了她这个奶奶的怒气，然后就是后面的

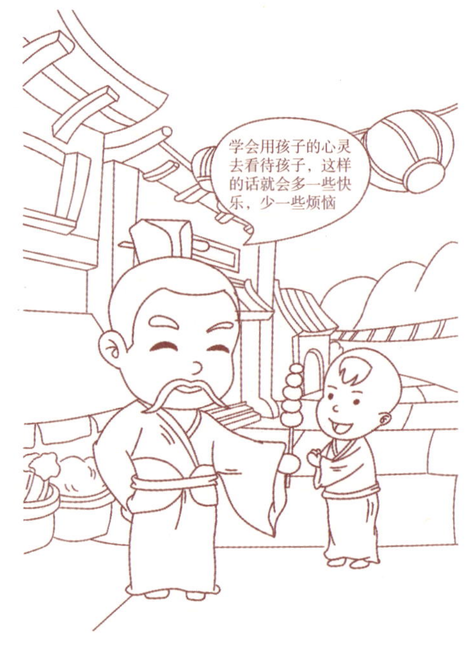

发脾气。这完全可以说是她不会带孩子造成的一次不愉快。她完全把大人的想法带入到小朋友的世界当中，小朋友不懂是理所当然的，但她却以为那是一种错误和淘气。

我们应该学会用孩子的心灵去看待孩子，这样的话就会多一些快乐，少一些烦恼。可以给孩子一个比较愉悦健康的童年生活。其实，也根本就不用学，每个人都是从孩子的时代里面走过来的，怎么会不懂孩子的心灵呢，静下来问问自己，一切都明白了。

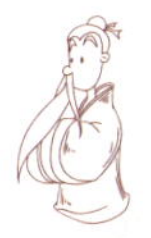

离别只是暂时的

我道家的老子（老子本名李耳）有这样一个故事：

李耳哭着对老师说："先生教导我许多年，对我恩重如山，我也非常愿意跟先生在一起学习，为什么要赶我走？"

先生说："你聪明过人，为师不能耽误了你的未来。太子傅博学多识，文韬武略，无有不通，上晓天文，下知地理。并且他那里有许多不同身份不同阶层的学生，你们在一起共同学习，共同探讨，乐趣也会多一些。每个人的一生都会有一些关键的转折，把握住这些转折，你的人生就成功了，老师我只是带你走了一程的人，过去的阶段已经结束了，你应该踏上一段新的道路。"

李耳说："难道我要不停地体会很多次的离别之苦吗？"

先生说："短暂的离别只是为了踏上人生更高的山峰，你不要悲伤，时间久了，慢慢就好起来了。"

李耳说："不知道这一分别要多久才能再见，道理我都明白，就是舍不下您，以及家中的母亲。”

先生说：“希望你时刻谨记你母亲的教诲，不要辜负了她的一片苦心。”

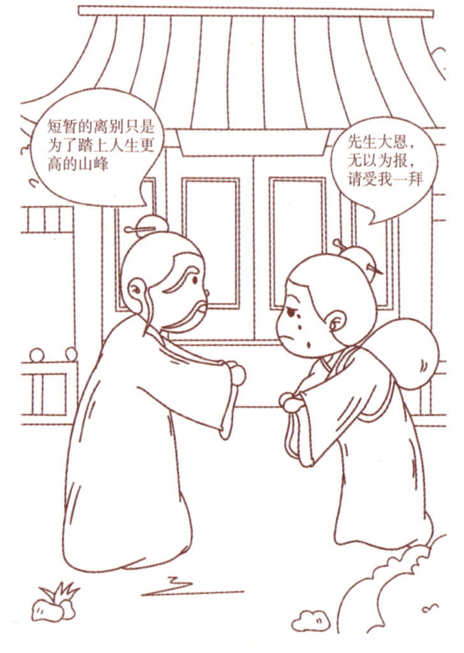

李耳说：“先生大恩，无以为报，请受我一拜。”

先生说：“努力学习便是最好的报答了，他日相见，希望你有所长进。好了，该讲的都已讲完，你去吧。”

李耳听罢，含泪而去。

我们每个人都要经历分别，亲人的离世，子女的远行，等等。古代的诗上有，“劝君更尽一杯酒，西出阳关无故人”“桃花潭水深千尺，不及汪伦送我情”“孤帆远影碧空尽，唯见长江天际流”等。离别总关情，古人和今人都是一样的。“先生”说得好，短暂的离别只是为了踏上人生更高的山峰。希望每一个人，不管是外出打工的，或者求学的，或者是由于生活上其他的原因导致不能与亲人好友长相聚的，都可以看开，不要过度悲伤，过度执着于情感，否则对身心健康都会有所影响。还是王勃的那句“无为在歧路，儿女共沾巾”来得自然洒脱。

看开一点，不要在分别的道路上，儿女情长，泪洒衣裳了。

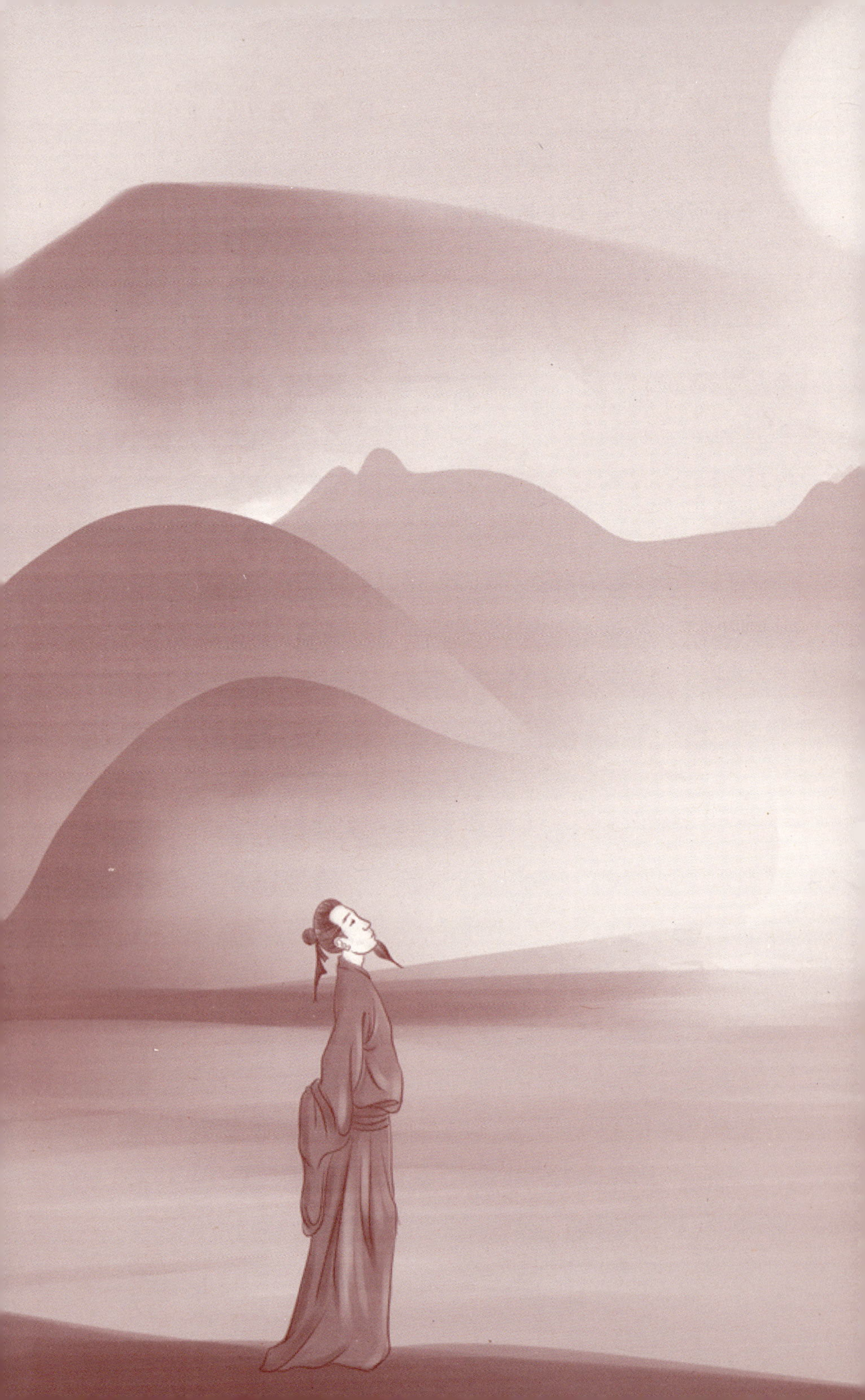

第三篇

“德到”才是得到

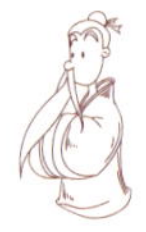

欣赏艺术可以陶冶心灵

我小时候很喜欢画画，可惜没有坚持多久，后来不画了，却一直保留着画画的兴趣。那个时候，网络没有现在发达，只能从书上看到一些画作。虽然过了几十年，有一些我还能够记得。有一张画，它的名字我记不清楚了，反正是和高粱成熟相关的题材。它上面一棵一棵的高粱密密麻麻布满了画面。高粱本身就是红色的，又是在夕阳红色的光芒照耀下，透天彻地的全是不同层次的红。有两三个农民拿着镰刀带着草帽在收割，倒下的高粱整齐地摞在一起，杆直穗重。一下子就让人感受到丰收的踏实和喜悦，以及农民种地的热情，感觉画得很好。

还有一幅是画的一两户人家，住在山脚下，有盘旋曲折、高低不平，却又充满自然美的石阶。房子是草房，窗户破破的，但是和周围景致却很和谐。有几棵大树，长满了红红的果子。两个小孩，大的拿起长杆打那树上的果子，小的剃光了头上周围的头发，只留下中间的一撮绑一个小辫，在地下捡那落了一片的果子。这画把那种山里深秋空气的清冷和小孩子与自然融合在一起的感觉给画了出来，意境很好。

后来有了智能手机，偶尔会看看世界名画。记得有一幅是米勒的《晚钟》，也没有画什么东西，就是一些云彩，有几只鸟，在土地上耕作的一对青年夫妇，傍晚的时候停下了手上的活儿，默默地站在那里祈祷。就是这样一个画面，让人觉得很普通，也没有什么特别的地方。可是当看到这幅画的名字——“晚钟”这两个字的时候，我发现，一切都变得不一样了，仿佛画面里的一切全都沉寂了下来，只有傍晚的钟声一下下地回荡在画卷里面的天地之中。我觉得很神奇，怎么会这样呢，作者竟然用画笔表达出了声音的感觉，使这幅画完全上升到了艺术的层次，令人回味绵长。

还有很多艺术品，都很好，可以陶冶心灵，使人处在一种平静的状态之中，可以养心。当然，我年纪大了，可能欣赏的东西比较陈旧，现在的人应该会欣赏一些时代发展之下的产物。但是不管怎样，艺术是共通的，没事的时候可以看看。

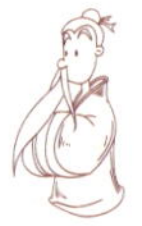

遇到困难请微笑

人生就像一场梦，这场梦里面会有太多的起伏，太多的变故，很少有人能够一帆风顺地度过一生的岁月，几乎所有人都会遇到各种各样的不幸。假如你遇到了，不要悲伤，不要忧郁，要相信快乐的日子终将来临。一切只在一瞬间，一切都会过去。

以前看报纸，记得有这样一个故事，说由于自然原因发生森林大火，殃及其中的一家住户，由于火势太大，这家人只顾着逃生，什么东西都没有搬出来。所幸的是，他们一家四口——两个女儿，一对夫妻，都没有受伤，保全了性命。这家人很乐观，面对房舍的熊熊火焰微笑着站在一起配合记者拍照。

看到这个故事，我觉得这家人的心态真好，对于无可挽回的东西，就算悲伤、难过、歇斯底里又怎样呢？伤心、伤身又于事无补，不如洒然一笑付之如风。

还有一个故事，一个渔夫外出打鱼，忙了许多天，捕获了满船的鱼。准备过了当天晚上就启航归岸，心里想着可以卖一个好价钱。没想到那天晚上却刮起了大风，把整条船都掀翻了，慌乱中他也顾不得一切，只知道抓起一套救生衣，就落在了水中。他随着风浪漂了两天两夜，终于逃到了岸边，得到了当地居民的营救。记者问他说：“鱼也没了，船也翻了，觉得可惜吗？”他笑着跟记者讲晚上的风有多大，浪有多高，他的船上有多少鱼，可是都没了。但是都没关系，海上的事情就是这样，难以预料，能捡回一条命就是福气。

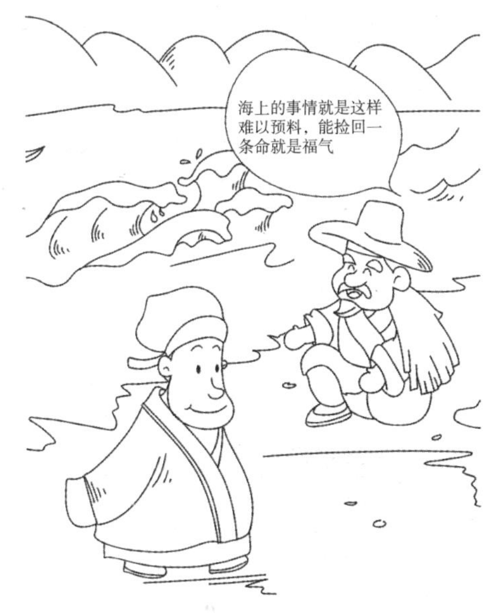

我在入道以前遇事也容易激动，有一次过山路弄丢了一些钱，顺着山路来回找了几趟也没找到，天也黑了，我只有在山上过了一夜，第二天还是难过，一直悔恨了几个月。现在想想，真是不值得。我们道家的老子曾有一句话，叫作“飘风不终朝，骤雨不终日”。意思是说狂风刮不了一早晨，暴雨下不了一整天，凡事都有它自然消长的过程。同样，人的运气也是如此，不可能一直坏下去。所以说，假如遇到不顺的事，不要悲伤，不要忧郁，快乐的日子将会来临，一切都是瞬息，一切都将过去。

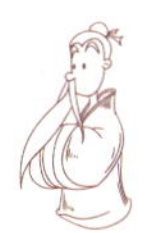

改变自己就能改变命运

我们道家有一个故事：

一只乌鸦要离开森林，飞行的途中，遇到了鸽子，鸽子问它要到哪里去。乌鸦说：“大家都很讨厌我，我还是换一个地方吧。”鸽子说：“算了吧，你如果不改变自己的叫声，到哪里都不会受欢迎的。”

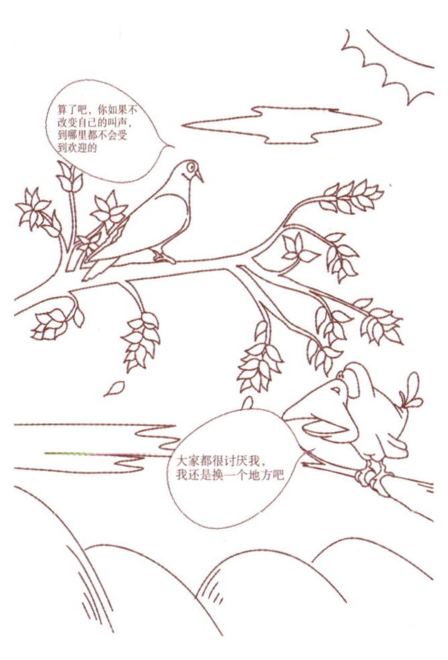

道家为什么会有这样个故事？

因为“道”！

乌鸦的叫声就好像是一个人的缺点，我们每个人都有缺点，但是我们来到世上走这一遭是为了什么？其实很简单，就是为了不白活一回。

刚出生的小婴儿为什么哭？他是在用哭来解决问题。青少年为什么喜欢打架骂人？他们是在用打骂来解决问题。中老年人为什么更喜欢讲理？因为讲理更能解决问题。解决问题是为了什么？是为了改变自我，提升自我，只不过要讲究方式方法。

我每年都会走访很多圣地，如九华山、楼观台等，去拜见很多前辈或师兄弟，目的只有一个，不断地改变自己，让自己越来越好。

生活对每个人来讲，都是困难的，如果想要变得更好，请从改变自己开始，可能这个过程会比较漫长，但总比整天空谈抱怨，却不做出行动要好。远离消极的心态，开心地做出改变，相信每个人都可以过得健康快乐。

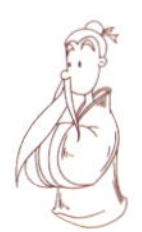

竞争之中，不要急于求胜

有一位姓纪的先生，在齐王手下养鸡。他养的不是普通的鸡，而是专门用于争斗的斗鸡。纪先生不过才养了十天，齐王就不耐烦了，对纪先生说：“鸡调教好没有？”纪先生说：“大王不可心急，养鸡需要耐心，现在这些鸡骄傲得不得了，非常自大，还需要一些时日。”

过了十天之后，齐王又来询问，纪先生说：“还不行啊大王，它们稍微听到声音，看到一点人影晃动，就激动起来了，大王再耐心等等。”齐王闷闷而归。十天之后，齐王再次来问他的斗鸡能不能上战场。纪先生说：“还不成，虽然有进步，但是它们仍然盛气凌人，目光犀利，火候还不到。”齐王无奈，只得回去。

又过了十天，齐王又来了，不过这次齐王垂头丧气地说：“本王也只是寄希望于万一，这次恐怕仍旧不行吧。”没想到这次纪先生却改口了，说道：“已经差不多了，鸡虽然有的时候仍然会啼叫，可是遇到别的斗鸡时不再惊慌了，看上去像个深沉的侠客，别的鸡看到后都不敢挑战，只有落荒而逃了。”齐王听后，异常高兴，连夸纪先生厉害。

如果人们不能够舍弃竞争的念头，就会在竞争当中相互仇视，树立许多敌人。其实，最大的敌人是自己，是自己的实力、层次、格局。不如好好地增强自己的实力，放弃竞争的意识，等到实力超群的时候，自然就会脱颖而出。

现在的社会当中到处充满了竞争，比方说大家喜欢的篮球赛中，往往会有吵架甚至动手的时候，为什么呢？双方球员代表各自球队的利益而产生对立，甚至有人把这种情况归结为体育精神。其实真正的体育精神应该是提升自身的身体素质、心理素质，以及在技术方面的层次，而不是两个人或者两拨人站在那里争得面红耳赤，或大动干戈。如果真的能像寓言中讲的那样，可以做到呆若木鸡的程度，比赛自然会更精彩，更规范，更文明。

人生当中有太多的比赛和竞争，如果能够放下竞争的意识，不急于求成，而能够静下心来提升自己的实力，那么往往胜利的人就会是你。

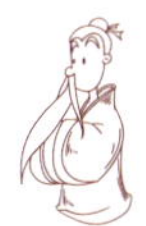

适当出去走走

生活在浅井里的一只青蛙，对来自海洋的巨大海龟炫耀道：“我在这里过得真快乐呀！开心的时候，就跳到井外面，吹吹风，晒晒太阳；没事的时候逮只昆虫吃一下；渴了有无尽的水供我享用；玩累了、看厌了就跳回井里，躲在井壁围成的窟窿里休息休息。在井水里，水位刚好没过两腋，轻轻地托住我软软的下巴；稀泥刚好盖过双脚，踏在里面，那滋味儿别提多舒服了！有的时候，我也会看看周围那些蝌蚪、螃蟹、虾，它们都没有我快活，并且这一井的水，都属于我，我可以尽情地享受这里面的乐趣，简直快乐极了。你也进来体会一下吧！”

海龟听青蛙说得那么好，准备下到井里去看一看。但是它的右脚还没有跨出，左脚已经被井栏绊住了。没办法，它只好趴在井边跟青蛙讲海里的景观：“海有多大呢，一千里一万里也表达不出它壮阔的程度。用一千丈高的高山来形容，也形容不出它的深度。夏禹在的时候，十年之中有九年下大雨，大水成灾，却不见海面有丝毫的上升。商汤在的时候，八年之中，有七年都是大旱，可却不见海岸线有所下降。海不会因为岁月的长短而有所改变，也不会因为降雨的多少而有所增减。生活在东海里面，那才叫真正的快乐啊！”

青蛙听了之后，吃惊得老半天没有说出一句话来，它这才明白自己生活的地方实在是太渺小了。

人也一样，如果长期把自己束缚在有限狭小的空间里面，就会变得目光短浅，自足自满。当真的遇到困难的时候，往往能力有限，难以应对。如果一个人横渡过太平洋，又怎么会觉得长江、黄河难以逾越呢？

其实，人应该经常出去走走，看看外面的世界，学习一些新的东西，一可开阔眼界，二能增长本领，三能更全面地明辨是非，确定人生方向，即使遇到了一些问题，也往往可以靠自己的阅历、见识和本领去解决，不会因为苦恼无助而苦不堪言。

人生就是这样，适当地出去走走，有许多益处。

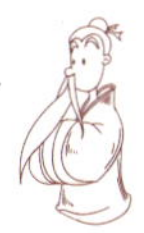

莫让名利阻挡了成功

鲁国有位木匠，名字叫作梓庆。一次，他把木头做成了鐻（古代的一种乐器，夹置钟旁，为猛兽形，本为木制，后改用铜铸），上面会雕刻上猛兽的图案，梓庆把鐻做得非常好，看到的人都惊叹是鬼斧神工，觉得怎么可以做得这么好呢！上面的猛兽就像是活的一样。梓庆会做鐻的好名声很快便传扬了到了全国，国君知道后召见了梓庆，问他为什么可以把鐻做得那么好，都有什么诀窍。

梓庆非常谦虚地说道：“我只不过是一个木工，哪里懂得什么诀窍啊。每次我要做鐻的时候，一点也不敢损耗自己的力气，会用心去斋戒，是为了把心静下来。在斋戒的时候，一般到第三天，就能够把“爵禄庆赏”都忘记了，就相当于说，我斋戒到第三天的时候，可以做到忘利。当斋戒了五天的时候，我能够忘记“非誉巧拙”，也就是说，别人怎样评价，是好或不好，我都不管了。当然，我还要接着斋戒，一直戒到第七天，我可以连我自己都忘记，四肢头脑身心一切都不存在了。到了这个时候，我就不知道自己是在为朝廷效劳了。大家都明白，给朝廷做事，心里面会不安定，有杂念，就做不好。然后，我到山里面寻找好的木材，观察树木的形态、质地，找寻适合的材料，仿佛像是一个做好的鐻就放在那里。我把这段木材裁下来，加工一下，一个鐻就完成了。”

我们能够看到，拥有一个坦坦荡荡的胸怀，能够发挥出一个人的最好状态。木匠的状态已经合乎了自然，也就合乎了道，因为道法自然。我们也应该向木匠学习，让内心归于自然，这样才能发挥出自己最好的状态。

奥运会上的许多体育健儿就懂得运用这个道理，如果能够获得一枚金牌，那当然是无限的荣誉和风光。可是如果内心总是痴想着金牌、奖金、声望之类的东西，内心就会受到影响，自然就发挥不出最好的状态，本来金牌在自己的实力范围之内，唾手可得，可是由于紧张激动，内心不够坦然而导致败北，就太可惜了。

不要让外界干扰自己，人生有太多的时候都需要用到这个道理，原原本本真真实实地做自己，反而可以达到一开始所期望的那个高度。

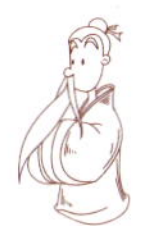

不要让自己的思想受到束缚

西施长得非常漂亮，在历史上是出了名的。有一天，她双手捂着胸口，眉毛紧蹙，犯了心痛病。附近的一个丑女见到了，觉得西施这样做更加姣美了，回到家里以后，也学着西施的样子，双手捧着心口，眉头紧蹙，想让看到的人夸她漂亮。乡里的富人看到了，都躲在家里，紧闭大门不出来。穷人看到了，也拉起儿女和妻子远远地躲开。丑女只知道捧心皱眉

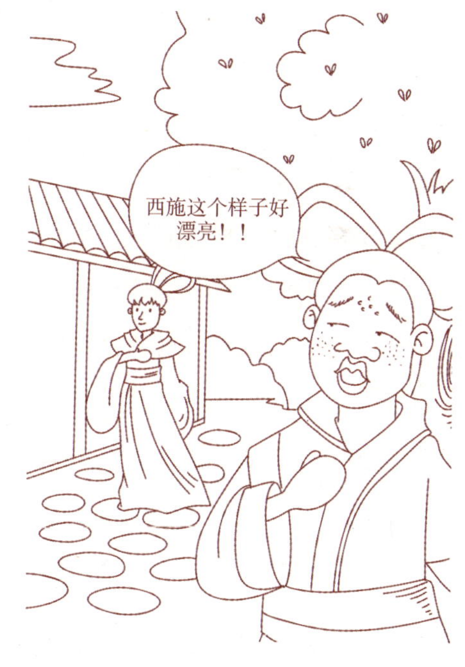

漂亮，却不知道为什么捧心皱眉漂亮。这就是东施效颦的故事。

我们做事情的时候，如果不考虑自身的因素，而一味地仿效别人，容易适得其反，弄巧成拙。这让我想起两个词，一个是因地制宜，一个是因材施教，讲的都是要尊重事物原本的特点，在这些特点的基础上加以培养。这样就可以在很大程度上做到物尽其用，人尽其才，才能做最好的自己。

比如说高考结束后，填报志愿成了家长们关心的头等大事，父母心中往往有其看好的专业，就告诫儿女，应该报什么专业，哪个学校比较好等。家长入世较深，许多问题都看得通透，但是对于学什么专业的问题，这还真得看看孩子的天分和兴趣。孩子一生只有一次选择专业的机会，喜欢学什么就学什么，做家长的更应希望孩子心意能够顺遂，至于将来的成就，所谓行行出状元，只以好言规劝，能到什么样的层次就看个人努力和造化了。

同样，我也见过一些对专业不感兴趣的学生，选的专业不错，可是没有兴趣，学起来就很痛苦。有一次我在观里，一个刚毕业的人来游玩时和我偶遇。这个人大学时是学画画的，他的性格好动，喜欢思考，不喜欢整天坐着一动不动画画。他说他喜欢物理和数学，可是父母都是学艺术的，后来就报了和画画相关的一个专业。大学毕业的时候，他是勉强拿到毕业证的，因为不感兴趣所以画技一般，成绩自然就不太好。结果毕业后，他放弃了所学的专业，仍然没有从事画画有关的工作，转行做别的了。很可惜！

同样，世间的许多事情本应如此。我记得一个故事，有个人买了一块儿荒地，由于挨着高速公路，那块儿地不适合种农作物，也不适合盖房子，所以许多人都觉得他傻。但是，他却在上面盖了一堵又高又长的墙，过了一段时间，有广告公司找到他，要在他的墙上打广告，广告公司每年都会给他一定的广告费用，远远超出了那块儿地的寻常价值。原因是那块地临近高速公路，每天车来车往，有太多的人经过那里，那堵墙高大、突兀，刚好满足广告醒目的要求。

不要让自己的思维受到约束，从寻常思维的牢笼里面走出来，根据事物本身的特点而去追寻，往往会收获意想不到的结果。

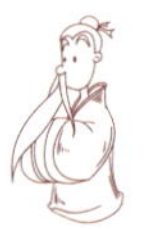

顺利就是福

朋友的儿子结婚，非要请我去帮忙。我平时不太喜欢参加这类红白之事，因为出家修道之人嘛，喜欢清静。但是，朋友来观里找我好几次，很是诚心，我就去了。到了他家我才知道他请我去的原因，他跟他妻子两个人过了大半辈子，吵了大半辈子，意见就没有统一过，经常会因为一点小事就吵得鸡飞狗跳。

头天晚上，按照我们当地的风俗，要把女方家陪嫁的嫁妆拉回来，就是床、衣柜、电视机等家具家电。亲朋好友们把嫁妆拉到家以后，两口子为床头的朝向吵开了。朋友说床南北放，这样对孩子睡眠有好处。朋友妻子说，床要东西放，这样有利于衣柜的摆放，看着舒服。两人为此很快就要“交火”，我一把把朋友拉了过来，说：“听她的。”朋友还是不服气，我又重复了一遍，听她的。

就这样，一连遇到三件事，我都跟朋友说，听你妻子的。

朋友儿子的婚事很顺利，晚上朋友单独陪我吃饭。我跟他说，做人要向水流学习，前面有石头，就绕一绕，最终水流向了大海。你家里办事也是如此，你让一让他，不在小事上争吵，整个婚事才能顺顺利利。

我又拿了两个字举例。我说，你看看“烦”字和“顺”字。左边偏旁是“火”，你就会烦。如果左边偏旁是“水流”，你就会顺顺利利的。办什么事都是这样。

朋友听了很有感触。从那件事以后，他再也没跟妻子吵过架，他记住了我的话，小处不争，大家庭才幸福。

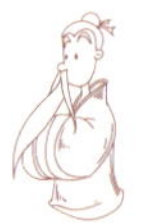

遵循“道”，可以事半功倍

庖丁给梁惠王分割牛肉，手接触的地方，肩膀倚靠的地方，脚踩的地方，膝盖顶的地方，哗哗作响，进刀时豁豁然，没有不合音律的，动作也非常有节奏，像舞蹈一样。

梁惠王看得眼睛出了神，开心地说道：“你的技术怎么达到了这么高超的地步？”

庖丁放下了割牛的刀对梁惠王说：“我这个分解牛肉，是从道的层次出发的，比一般的技术都要高上一个层次。

“我一开始分割牛肉的时候，出现在我眼中的无非是一头整体的牛，不知道他的身体内部结构是怎么样的，也不知道该从何处下手。三年以后，我所看到的是牛的内部骨头缝隙，不再是一头整体的牛。到了现在，我割牛肉全靠感觉，不需要用眼睛前前后后地看，自然就知道刀法该怎么运使。牛的身体结构是有一定的规律的，我刀子划过的地方都是筋骨和肌肉的缝隙，根本就碰不到牛的骨头，更不用说大骨头了。

“技术高超一些的人，一般情况下，一年会换一把刀，因为他是用刀割肉和筋脉，但是不会去砍骨头。一般的厨师差不多三个月就要换一次刀了，因为他不仅用刀割肉，而且还砍骨头。而我所用的这把刀，已经跟了我十九年，它的刃口却像刚在磨刀石上磨过一样锋利。这是为什么呢？因为我的刀只去划牛的身体结构中的空隙，不管是筋骨还是肌肉，或是其他组织，那些空隙都比较大，我的刀刃跟空隙比起来根本就谈不上厚度。用没有厚度的刀，划过所有的空隙，自然是绰绰有余。所以我的刀即使用了十九年，宰杀的牛不下几千头，却仍然和新的一样。

“即使是我的技术达到了这样的地步，每次分解牛的时候，我仍然是全神贯注，小心翼翼，不敢有半分差池。进刀的时候不慌忙，用力的时候不过猛，牛的肢体随着我的刀锋划过，一块块地分解开来，那牛肉就像是一摊泥土一样从骨架上滑落下来。一直到完全分割完，我才彻底地松一口气，安静地看看四周，把刀上的血水擦拭一下，然后收藏起来。”

梁惠王听过庖丁所说的话，讲道：“实在是太好了。听了你的这一番话，我从里面感悟到了一些修身养性的道理。”

世上的事物，都有它的规律，做事情的时候，如果可以顺从自然规律，那么就可以起到事半功倍的效果。这样的话，许多事情就可以完成得比较顺畅，对一个人的心理也是一种调养，希望每个人在面对事情的时候都可以不骄不躁，像庖丁解牛一样寻找事物里面的规律。这样的话，很多看似疑难的问题也许就可以迎刃而解。

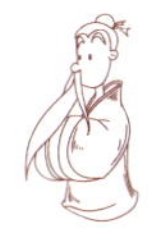

想想自己能做什么

惠子跟庄子讲：“魏国的君王赏赐给我了一种大葫芦的种子，我小心翼翼地把它给种到土地里面，没想到真的生根发芽了，长大以后结了一个很大的葫芦，有五石的容量。我想用它来盛水，它又承受不住重量，于是我便把它割开做成了很多小瓢，可是都太平太浅，舀不到水。这个葫芦不能不算得上是一个大物件，可却派不上用场，所以我一气之下

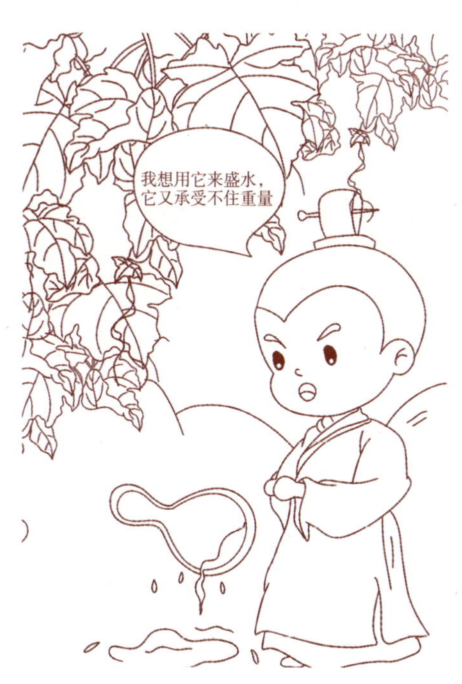

就把它打碎了。”

庄子听到后说：“先生，您没有物尽其用。我给您讲一件事，宋国有一个靠洗棉絮度日的人，祖上传下来一种冬天治疗冻疮的药膏，效果非常好。有一个外地的人听说后找到了他，愿意用一百两黄金来换这个药方。这个人听了就把全家人集合在一起商量说：‘我们家穷年累月地漂洗棉絮，能赚到的也不过是几两黄金。可是现在有一个人愿意用一百两黄金来换取我们祖传的药方，不如就卖给他吧？’全家人一致同意，就把药方卖了出去。

“外乡人得到药方后，做成药奉献给了吴国的君王。刚好赶上越国内乱，吴王派军队攻打越国。那时正值冬天，他率领军士和越国人水战。由于他有治疗冻伤的药方，就按方配药，做成药膏涂在士兵身上，即使是下水皮肤也不会冻伤。而越国的人却因为将士身体都被冻伤吃了败仗。

“吴王非常高兴，划了一块地赏给那个外乡人。这个药有防治皮肤皲裂的功效，不管谁去用它，药效都是一样的，但是有的人却能拿它来换取封赐的赏地，有的人即使拥有它也仍旧只能干漂洗棉絮的苦工，这些全是因为用法不同的原因。现在你有一个大葫芦，为什么不把它做成腰舟（腰舟，古人系于腰间，用来渡水），可以渡河过江？你只考虑用它来装水，大材小用了。”

有一句话叫作物尽其用，尽其用了才能最大限度地发挥自己的人生价值。不要由于自己的无知而导致命运的悲哀、生活的艰辛与无奈。每个人都渴望快乐健康的生活，没有一定的知识做基础，恐怕很难达得到。

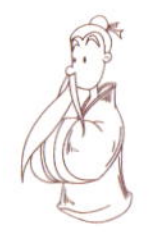

路要自己走

我有个朋友是个千万富翁，唯一发愁的就是他的独生子。他总是觉得儿子不务正业，整天胡吃海喝，开着豪车出去玩。他一跟我说话，就是讲他儿子的事，想让我帮忙多劝劝。

我看过他儿子，然后跟他说："你放一百个心，你孩子的品质没问题，不用急。"

过了大约 4 年，朋友跟我说，儿子最近不知道怎么回事，开始干正经事了，主动要求去他厂里上班。我说，他这是玩够了，想走自己的路了。果不其然，晚上一起吃饭，他把他儿子叫到一起陪同。他儿子说，天天吃吃喝喝，没啥意思，朋友们都说自己是富二代，就知道大手大脚花钱。现在想明白了，做人得努力工作挣钱，不能让爸爸整天养活自己。

我听了说："对！这就是正道！什么是道？道，上面两点是阴和阳；下面一横是阴和阳的分界线，像个太极图；再下面是个自己的自；最后是个走之旁。所以，道就是‘我要走自己的路’，去感受世间万物。你现在开始走上道了！很好！”

其实，做一个人，不管家里多有钱，路都要自己走。人就像大自然里的动物一样，父母把我们养到一定年龄，那就得自己去闯，要不然，那跟等死有什么区别？

现在，这个朋友已经提前享受退休生活了，他儿子把工厂打理得井井有条。

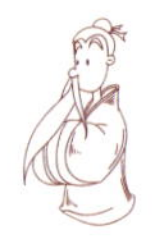

不可骄矜

我们道家有很多小故事，可以教会人如何生活，如何修养自己的身心。

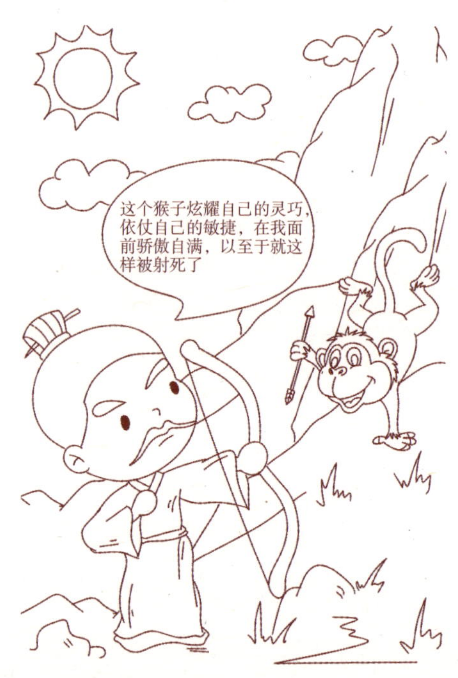

吴王坐在大船上在江中游玩，来到一座猴山旁，觉得很有意思，于是就弃船登岸，爬到猴山上玩耍。一众猴子看到之后都害怕得四散而逃，躲在荆棘丛里面不敢出来。单单的有一只猴子不肯离去，在吴王面前跳来跳去，得意扬扬，一会儿翻跟斗，一会儿独手撑地，光彩极了。吴王拿过弓箭，看准方位射去，没想到却被那猴子晃身一闪，不仅没有射中，那只箭也被它夺在了手中。吴王下令，让众人都去射它。无奈，猴子躲避不及，被乱箭射死。

吴王转过身对他身边的颜不疑说：“这个猴子炫耀自己的灵巧，依仗自己的敏捷，在我面前骄傲自满，以至于就这样被射死了。我们都应该警惕，不要拿着自己的权贵、地位，或其他长处向别人炫耀！

经过了这件事，颜不疑回去之后，拜大贤人董梧为老师。努力克服自己的骄矜之气，远离声乐美色，不再到处抛头露面。过了两三年，全国的人都称赞他。

不管一个人的见识有多广，能力有多大，都不可以骄傲，只有谨慎谦虚才能受到人们的肯定和喜爱。

生活中也是这样，满招损，谦受益。不要用傲气损害到他人，这样与人相处才会比较融洽，会处在一种比较快乐和谐的状态，对身体健康也有利，对他人也有利，自己自然也会受到许多益处。

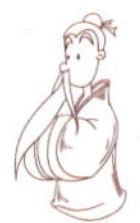

集中精力掌握一门本领

一个盛夏时节，孔子和他的一群学生一起来到楚国。走到了一片茂密的树林，在里面乘凉，林中到处都是蝉鸣的声音。

有一个老汉，驼背弯腰，拿一只顶端涂了树脂的竹竿，站在树下粘蝉。只见他一粘一个，一粘一个，不曾失手。大家都惊奇地看着他，觉得不可思议。孔子就走过去问那老汉，说道："你这么会捉蝉，这里面有什么特别的规律吗？"

老汉回答说："当然有了，蝉这种小虫子非常机灵，稍微感应到一点风吹草动就逃之夭夭了。所以呢，竹竿的稳定性至关重要，要做到手握竹竿不动，练习的时候在竿子的顶部放上弹丸，等练到可以放两颗弹丸不落下的时候，捉蝉就有了一定的把握。如果可以练到放三颗弹丸而不落下的时候，捉蝉可以做到十拿九稳。如果可以练到放五颗弹丸而不落下的地步，那么捉蝉就像是捡东西一样简单了。可是仅仅如此还远远不够，还必须要善于隐藏自己。当我站在树下的时候，完全就像是半截木桩钉在地上，我伸出的手，仿佛是枯木的树枝。当把隐蔽这方面的功夫做好之后，剩下的就是用心专一了。我捉蝉的时候不管天地有多么的广大，也不管万物是多么的丰饶，我的眼睛里只有蝉，看准蝉的翅膀。你想想看，这样细心，还能捉不到蝉吗？”

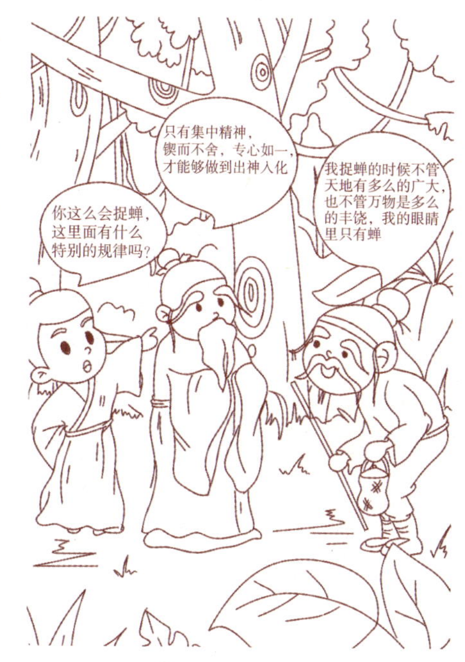

孔子听后非常敬服，对自己的弟子说道：“看到了没有，只有集中精神，锲而不舍，专心如一，才能够做到出神入化。这就是老先生讲的内涵。”弟子们纷纷称是。

倘若一个人能够集中精神，专心致志，以坚忍不拔的精神贯彻始终，定能牢固地掌握一门技艺。

人很容易浮躁，现代人尤甚，今天浮躁，明天轻浅，很难沉下心去学一门技能，其实现在的教育及学习的机会，比以前要多得多，可是还是有很多的人，终其一生都没有学到什么过硬的谋生本领，导致生活不如意，反过来又怨恨自己年轻时没有努力。

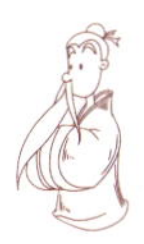

有的时候，只去抓那些可以抓住的便好

人生是一条单行道，每个人都有自己的路，每个人走的路都与众不同。我们来到世上，要走出一条精彩的路，才对得起自己的人生。如何让自己的路更加精彩呢？要去观察、借鉴，别人走不通的路我们就不要走，这样才能走得更远更快。初算下来，找我求助开导的人不下十万，我几乎每天都会听到别人讲他们人生的顺利与不顺。

我有个认识近二十年的朋友。他年轻时很聪明，家里有很多关于电子、电器、机械类的图书，他从小就钻研这些东西。曾经他跟我说，他看的书都可以装一马车了。当时我就想，一马车是夸张了些，但至少有一两百本吧，觉得这个人有着极好的天赋和根基。他说他当时的梦想是用电子科技去创造东西，然后投放市场，可以赚很多钱。不过这个梦想他一直没有实现，可能去实现这个梦想需要投入很多的精力和一个好的平台吧。

后来他大学毕业了，经自己父亲推荐，去了一家工厂，他管理工厂所有的电路，兼顾修理几台经常容易出问题的机器。一个月下来，他的工资能拿到一万多，那个时候的一万多跟现在不一样，相当于现在的十几万吧。不过他那个工作有一点不好，就是要一天二十四小时待命，有许多时候睡到深夜，可能一个电话打过来就得起床去修理机器。这样一干就干了三四年，积累了一些财富。再后来他辞职了，觉得太累。

辞职后他就经常买彩票，每次都会研究彩票的走势，跟我讲彩票的规律之类的。我虽没有买彩票的习惯，但是在他的影响下偶尔也会买几张，可是我运气不怎么好，好像只中过两次，并且都是比较小的数额。我买的时候就是随便的一串数字，从来没有为数字纠结过。因为我知道彩票那个东西，每次中奖号码都是随机的，上一次的中奖号码和下一次的中奖号码没有什么关联，所以我都是随便买。但是他却在那里研究彩票号码的走势图，研究老半天，终于敲定一个数字。结果买了，还没中。下一次他又研究，结果仍然不中。当然这中间他也中过几次，都是投入多，收益少。

后来，他不玩彩票了，开始炒股，研究短线、长线，还有其他术语，我也不懂。结果研究了一两年，也没有赚到钱，反而赔了十几万。后来我就劝他说："抓不住的东西就不要去抓了，抓那些可以抓得住的。虽然炒股可以赚很多钱，可是那个不稳定，如果你可以把你的电子知识发挥好，稳定地赚一些钱不好吗？”他也没有听我的劝，后来又赔了钱，决定把炒股的事情先放一段时间，等赚多一些钱的时候再回头炒股。

生活中有很多东西靠个人是很难把握的，比方说彩票、股票，有太多的人去追求这些难以把握的东西，反而把可以把握的东西给丢在了一边。其实仔细想想，去把握那些可以把握的东西不是更实际一些，也更容易得到一些吗？

我们道家的老子曾说：“大丈夫处其厚，不居其薄；处其实，不居其华。”它的意思是大丈夫应当存心朴实，不居于虚华，所以要舍弃浅薄虚华而保持朴实敦厚。我想，不仅大丈夫应该如此，每个人都应当如此。

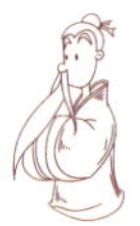

做好当天的事

我年轻的时候，到四川一个朋友家玩。朋友家有一片橘子林，依傍在山脚下，大约有十几亩的样子。我去的时候正赶上橘子成熟的季节。

吃过早饭，朋友的老父亲带我和朋友来到果园里，一眼看去，一片橘子树，惹眼的黄，像一个个小灯笼挂满枝头。一下子就引动了我的热情，我和老伯分头开始摘。我摘了一袋又一袋，渴了就剥开一个解渴。一个上午我就摘了十多袋子，老伯大约摘了有七八袋子的样子。中午的时候在地头碰面，他说："不摘了，该吃饭了，收拾一下，回去我给你们做好吃的。"

我们爷仨把橘子都装在牛车上，也一起上了车。老伯拿着鞭子一边指挥牛一边跟我讲话。他说我年轻，动作麻利，但是应该慢慢摘，有的是时间，一大片林子呢，没有半个月下不来。

回去后老伯宰了一只鸡，我负责生火烧水。忙了约一个小时，一锅鸡肉炖好了，白饭也蒸好了，米喷香、肉酥黄。我们饱饱地吃了一顿。下午把牛车赶到橘子林，继续摘果子。直到红日西沉，浮云染彩。老伯唤我，说收拾下准备回去。我说再摘一会儿吧，天还早。老伯说干活儿不能心急，每天干完每天的量就可以，干多了容易伤到身体，反而不好。我本来想再摘几袋子的，听到老伯这样说，也只好把已经摘好的背出林子，准备回家。

就这样日出而作，日落而归，一直忙了半个月，每天老伯都不着急。我留心观察了一下，他每天的工作量基本上都是一样。我觉得他这样的生活状态，既不伤身体，又每天都有积累和收获。当时我就想，如果能够这样过一生就很不错。

我后来入道以后读到一个故事，讲的事情和我经历的事情很相似。

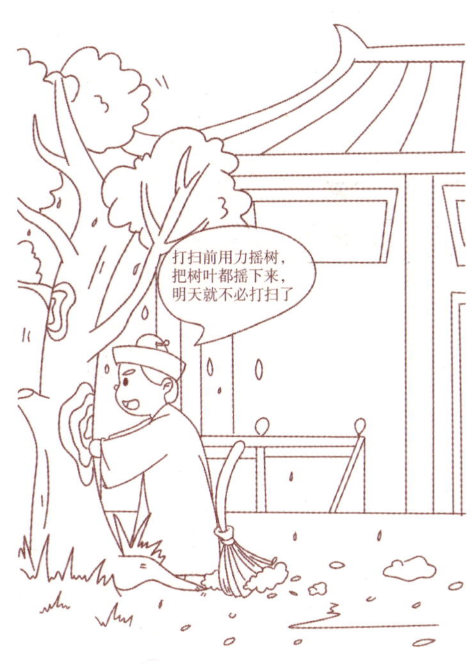

有一个道士负责清扫道观的落叶，每天都要花上很长时间才能扫得完。有人对他讲："你打扫前用力摇树，把树叶都摇下来，明天就不必打扫了。"小道士觉得不错，就很高兴地照着做。可是第二天院子里依然像往常一样落满了树叶，不管今天你怎么用力，明天的树叶还是会落下来。

万事万物都不可急于求成，欲速则不达。如果每天都能把当天的事情做好，这一生就不会虚度！

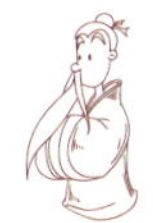

刚强易折，柔软长存

老子李耳的老师问李耳：“到了故乡的时候，要下车步行，你知道这里面有什么道理吗？”李耳说：“经过故乡的时候下车步行是为了告诫自己不要忘记过去。”

看看我的牙齿、
舌头还在吗？
牙齿刚强，
所以早亡，
舌头柔软，
是以长存

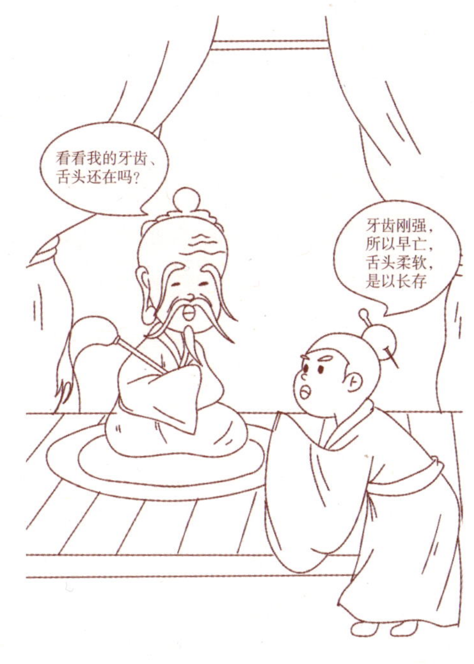

老师说：“我再问你，经过乔木的时候要快步而走，这里面是什么道理呢？”李耳说：“经过乔木的时候快步行走，是敬重年长者的意思。”

老师张开了口说：“你看我的嘴，里面的牙齿还在吗？”李耳说："不在了，牙齿已经掉光了。"老师说："你再看看，我的舌头还在吗？"李耳说："先生的舌头还在。"

李耳灵思汇聚，突然明白了先生要讲的是什么，于是毕恭毕敬地说道："这里面的道理可是牙齿刚强，所以早亡，舌头柔软，是以长存？"老师说："不错，这正是我所要告诉你的，天下的道理都在这里面了，我再也没有什么可以教你的了。"

刚强易折，柔软长存，还有一句叫作强极则辱，它们都包含着为人处事不可太刚强的道理。刚强的同时，会伤到别人，也容易伤到自己。况且刚强本身就容易导致人的气焰炽盛，和养心所提倡的平静愉悦大相径庭，不利于身心健康。

记得我有一次坐公交车，由于路上比较拥堵，公交车师傅占了位置，却把一辆出租车挤在了一边，结果出租车司机就不高兴了，等路况出现了空档，出租车快速开到了公交车的前面，挡在了那里，也不管路上的来往车辆，两个人开始了争吵，出租车司机脾气很大，挥舞着拳头满嘴粗话，看样子要打公交车司机，公交车司机是一个秀气的年轻人，吵了几句便不再理他。出租车司机在那里嚷了半天，见公交车司机也不和自己争斗，最后无奈，还得回归正常，把自己的车开走了，交通又恢复了畅通。

其实想想何苦，平静的时候想一想，柔软一点，就少了许多是非，省了许多气力，对自己对别人都好，所以要慢慢学会培养自己柔软的内心！

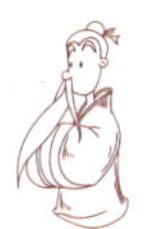

换个心境，就会得到解脱

道长说：“你觉得一块金子好，还是一堆烂泥好？”求道者回答：“当然是金子了。”道长说：“如果你是一堆烂泥呢？”有的时候换个心境，也许就会得到解脱。

在战国时期，离北部边城很近的地方，住着一位老人，大家都叫他塞翁。塞翁会养马，有一天，他马群中的马丢了一匹。周围的邻居知道了，都跑过来安慰他说：“你年纪大了，不用着急，应该多注意身体。”塞翁见大家都来安慰他，笑了笑说：“只是丢了一匹马，损失并不大，说不定会带来什么福气呢。”

众人听了塞翁的话，都笑话他，明明是损失了一匹马，却说会带来福气，这分明是自己安慰自己罢了。过了几天，他原来那匹马回来了，并且带回了几匹匈奴的骏马。

邻居们听说了这件事，都跑来道贺，用佩服的口气称赞塞翁：“还是您老人家有远见，丢了一匹马，反而得到了许多匹马，这是好事啊！”塞翁听到众人的祝贺，一点开心的样子也没有，反而很忧虑地说：“得到了几匹好马，不一定是好事啊，也许会惹出什么祸端呢。”大家非常不解，都以为他得了马，故意这样说，其实心里高兴着呢。

塞翁有一个儿子，非常喜欢骑马，见带回来的那几匹马高头长腿、肌肉扎实、雄健非凡，知道是好马，便天天骑着其中一匹最神骏的在外面玩耍。有一天他因为玩得太高兴，不小心从马背上摔了下来，折断了腿，邻居们知道后纷纷过来看望他。塞翁说：“没什么，腿断了却保全了性命。也许是一种福气呢。”大家都以为他又在胡乱说话了，腿断了怎么会是福气呢？没过多长时间，匈奴举大兵入侵，青年人都应征入伍，塞翁的儿子因为腿断了不能当兵。入伍的青年人都死在了战争之中，塞翁的儿子却保全了性命。

换一种心境，换一种眼光，就会看到事物中的另一面，也许会得到完全不同的结果和答案。有的时候，我们执着于固定的成见，却不能用另外的心态来看待同样的事情，往往给心理造成很大的压力和伤害，影响身体健康。如果我们可以试着用另外的眼光去看待事物，也许一切在瞬间都变得开朗了。当然，以塞翁的智慧和心境也有忧虑的时候。我们在这里不仅仅是讲塞翁，更重要的是讲怎样去调节心理。文章不重要，重要的是里面的精神。

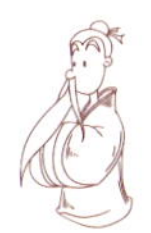

不要以为自己没有用

我们道家学派的创始人老子，本名李耳，从小就展现出了与众不同的才华。他小的时候有一个故事是这样的：

有一天他出去玩，回来后母亲问他去哪了，李耳说去后山了。母亲问：“去后山都做什么了？”李耳回答说：“看蚂蚁搬家。”母亲问：“都看到了什么？”李耳回答：“一开始的时候看到了一只蚂蚁，我就跟着那只蚂蚁走，后来它带我看到了一群蚂蚁，黑压压的一片，它们在搬东西，我一时兴起，就把它们的窝给挖开了，里面有粮食，还有小的昆虫，被它们给咬死了。当然，更多的还是蚂蚁。”

母亲说：“你有没有受到什么启发？”李耳说：“事情并不像我们看到的表面那么简单，往往背后隐藏着深层次的道理。蚂蚁吃掉了动物的腐肉，每样东西都有它存在的作用，大自然是一个自我循环的过程。”

母亲又问：“这和你的生命有什么关系呢？”李耳说：

“蚂蚁虽然非常小，但是却有它的用途，自然界中的万事万物都有它的作用。比如人，小孩子有小孩子的用处，大人有大人的用处。谁也不比谁低，谁也不比谁高。并且，在观察的过程当中，我在想，对于蚂蚁来讲，我就是一个大怪物，我可以随随便便改变它们的命运，或者决定他们的生死。那么，我们人也一样，是不是也有一个比人要大很多的庞然大物控制着我们呢？如果有，他是什么样的，怎么控制的呢？”

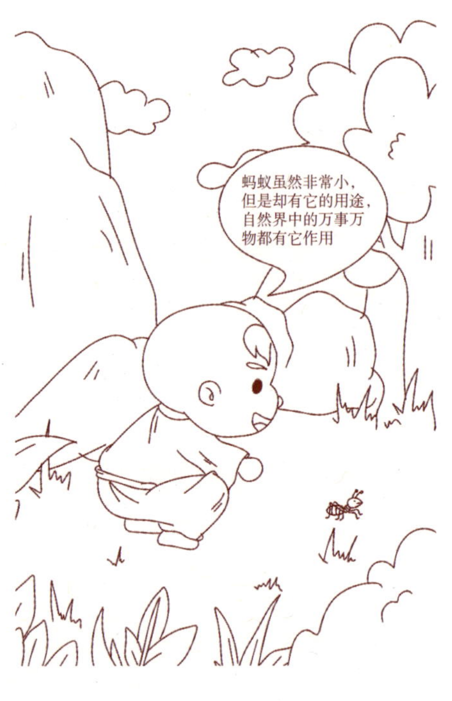

母亲听完后说：“你这个问题很不错，明天上课的时候可以请教一下你的先生。”李耳说：“很多次我问的问题，先生总说以前的贤人没有留传，古代的书籍上也没有记载，他不敢靠个人的理解回答。我怕他不高兴，所以不敢再问了。”

母亲说：“你们先生非常有名望，精通礼乐，不过没有答案也没有关系，也许这正是你以后所要研究的方向呢。”

李耳说：“孩儿明白了。”

生于天地之间，每个人都有他的用处，相信每个人都经历过觉得自己没有用的时光，甚至有的人会在很长的一段时期内觉得自己没有用。在小说里面，电影、电视里面，生活里面，比比皆是。每个人的境遇不同，自然有不同的人生，没有谁总是可以达到个人所认为的有用的层次，多多努力，或者换一换看法，就可以从“没有用”的心理状态里面走出来，快乐健康地活下去。

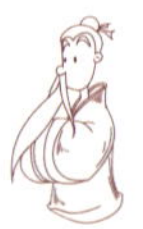

贪图安逸，难以找到属于自己的精彩

这是几年前的事了，朋友的孩子大学毕业后被分配到一个让许多同学都非常羡慕的国有企业，做了一份非常清闲的工作。可是没有过多久，大学生就变得闷闷不乐起来。原来他的工作虽然轻松，但是和所学专业却没有什么关系。他在学校里面学习成绩是非常优异的，四年的大学时光，学了一身的本领，却没有施展的地方。他想辞去这份工作到外面的世界闯一闯，但是心里又留恋这份安逸的工作。外面虽然有平台有精彩，可是也有风险。他想了很久，仍然难以确定心意，他便把这个事情告诉了他的父亲。他父亲听到后便找到了我，我给他讲了一个故事：

很久以前，有一个老头在山里捡到一只鸟，个头很小，样子怪怪的，就和一个月的小鸡差不多大。可能是因为它太小的缘故，还不会飞，老头就把它带给孙子玩耍。他的孙子很调皮，把这只鸟放在鸡窝里养，母鸡好像并没有发现它的不同，而是负起了一个母亲的责任。后来那只鸟慢慢长大了，人们竟然发现它原来是一只鹰，大家都担心它再长大一些的时候会把鸡吃掉，可是那只鹰并没有吃过任何一只鸡，它有的时候展开翅膀从天空俯冲下来，就会引起鸡群一阵慌乱。

时间再久一些的时候，村子里可能哪家丢了兔子，或者鸡少了一只，都会怀疑到这只鹰，人们觉得鹰就是鹰，野禽怎么能和家畜养在一起呢？最终大家决定要么把它放生到村子外，要么杀了它。养鹰的人家和这只鹰朝夕相处，自然不舍得杀了它，要把它放生。可是每次把它丢在深山里，它总能认得路，会重新飞回来，赶了几次也赶不走。大家都知道它是留恋自己舒适的窝，留恋从小长大的地方。

后来村子里有一个老人说：“你们把它交给我吧，我有办法让它重归自然。”老人带着这只鹰来到一个又高又陡的山崖，抱着它狠命向山涧摔去，起初的时候那鹰就像死了一般，一点也不挣扎，任由自己的身体向下坠去。可是快到底部的时候它张开了翅膀，轻轻地托住自己的身体，然后震动了几下，向高空飞去，直到消失在老人的视野中。

从那之后，那只鹰再也没有回来过。

现在，这位朋友的孩子在广东工作，买了车子房子。

像这样的情况在生活中总会遇到，如果只是贪图清闲安逸的生活，就势必很难发现自身的价值，这样就容易导致人心忧闷，难以快乐，对身体健康和心灵健康都会有一定的影响。如果能下定决心，离开安乐窝，努力奋斗，可以创造出属于自己的精彩。

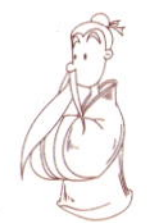

为生活带来财富和快乐的方法

在当今社会，打工是一个很常见的现象。可是也有另外一个现象，就是人到了三四十岁年纪的时候，往往积累了一小部分财富，可是却不懂得怎么去运作，怎么去投资。

我们道教有一个故事，讲的就是运用手中资源去增值的事情。

有一天，一个道长要挑选继承人，便把他的三个徒弟叫到身边，每个人给他三粒稻米。说道：“我给你们的稻米你们要保护好，如果有一天我向你们要的时候，你们要还给我。”三个弟子纷纷答应，而后领着自己的种子离开了。

大约过了三年时间，老道长知道自己命不久矣，便把三个徒弟都叫到了身边，对他们说道：“三年前，我送你们每个人三粒稻米，今天我要收回来了。”

首先是大徒弟，他对三粒稻米不屑一顾，早就不知道丢到哪里去了。听到师父要收回去，赶紧跑回去从米仓里拿出三粒，奉给师父。道长看后知道那不是原来自己送给他的那三粒，责备了他。大徒弟面红耳赤，口不能言，自觉惭愧。

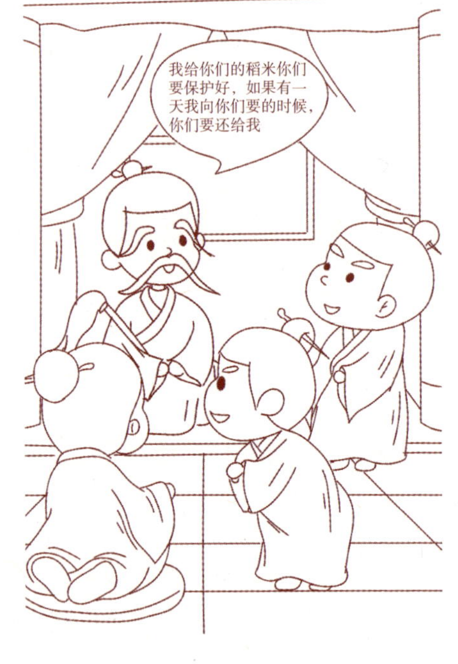

接下来是二徒弟，他在三年前就猜想师父送米必有道理，他便准备了一个精致的盒子，将三颗米粒用上好的布料一层层包好，放在了盒子里。所以二徒弟这时候小心地把盒子拿出来，揭开一层层的布，那三粒米虽然有些发黄，可是却保存完好，道长看到后比较满意地点点头。

最后一个是三徒弟，他两手空空地站在那里，师父用严厉的目光看着他，问道："你的稻米呢？"三徒弟说道："师父，你要的那三粒稻米已经不在了，我知道它们藏在哪里。"说着就拉着道长的手往一个地方走去，大徒弟和二徒弟都迷惑不解，就连道长也觉得很讶异，只管随他去，看他到底能搞出什么名堂。他四人来到一片稻田，看到翠绿绿的一片稻子，个个穗头沉重，如果收获的话，怕是能够装一马车了。三徒弟说：“师父给我的三粒稻米，我第一年就把它们种了下来，结果每一粒都长大成熟了；我把得到的果实第二年又全都种了下来，结果收成还不错；等到今年的时候就有了这一大片稻田。道长听了心满意足，便选了三徒弟为继承人。

好好利用自己手中的资源，可以创造出财富，也可以为生活带来快乐。

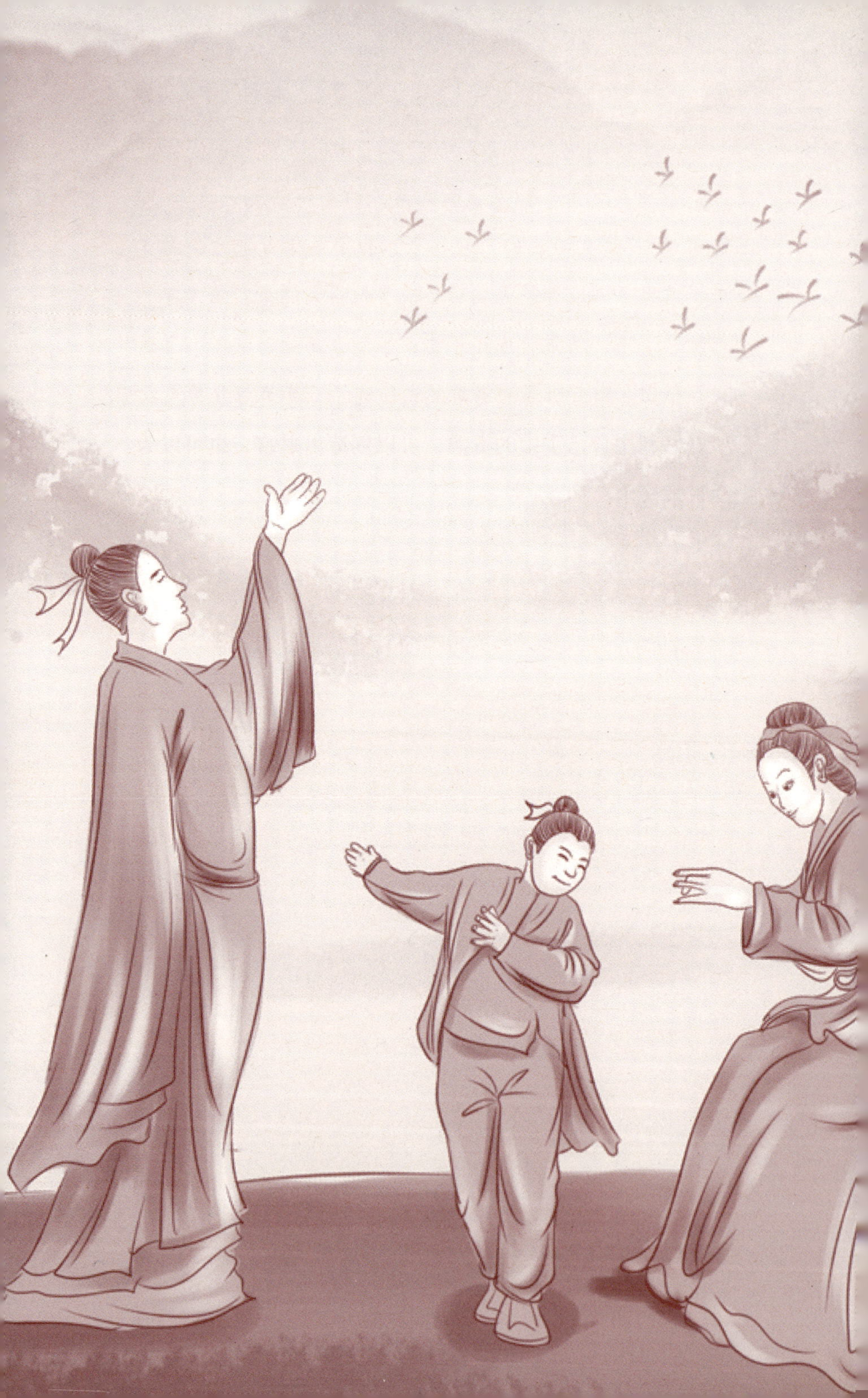

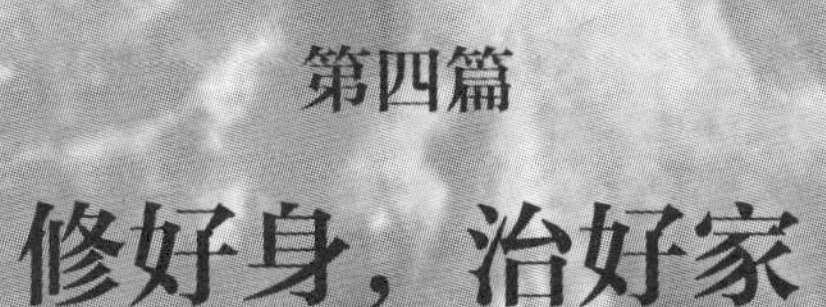

第四篇

修好身，治好家

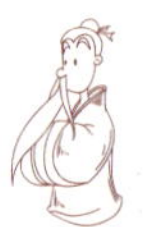

多下楼走走，散心又健脾

现在城市里面的人，不管是上班的，还是居家的，大多都住在楼上，与大地隔绝，这是一种很不健康的现象。社会在变，生活在变，可是我们人的身体却没有变。人是要活在土地上的，是要经常晒晒太阳，吹吹风，看看外面开阔的世界的。

天空属阳，大地属阴。站在土地上的时候，大地的阴气可以透过足底补充到人体内，调节阴阳平衡。同时脾是属土的，负责运化水谷精微，接触土地有健脾的功效，能促进体内气血的运行。这是一种通过顺应自然来调理身体的方法，在中医上讲叫作接地气，是我们老祖宗传承下来的经验智慧。

另外一个问题是，长期待在房间里面容易造成身体气机不畅，房间里面有什么，有四面墙，有地板、天花板。它完全把人封在格子里面，就像鸟儿关在笼子里一样。人的情志不能很好地宣发出去，就会感觉气血郁滞，心头烦闷等。这样的话，身体怎么能健康呢？也许有人会说，人和鸟是不一样的，鸟是天天关在笼子里面，人却可以出门走走。对了，要天天都出门走走，看看花，看看草，吹吹风，晒晒太阳，心情舒畅了，也接地气了，自然就气血调畅，病不得生。要不然，就和笼中的鸟一样了。

庄子是我们道家的老祖宗，他曾有过这样的一个故事：

有一天，他在水边钓鱼，楚王派了两个大夫请他当朝做官。那两个大夫说："大王早就听说先生的美名，希望先生能出山，和我们一起回去做大官，在上为大王分忧，在下为百姓造福。"没想到庄子连头也不抬，淡淡地说："我听说楚国有一只龟，被杀死的时候已经三千岁了，楚王把它珍藏在竹箱里面，盖上锦缎，供奉在庙堂之上。请问两位大夫，这龟是愿意死后享受荣华富贵，被供奉起来，还是

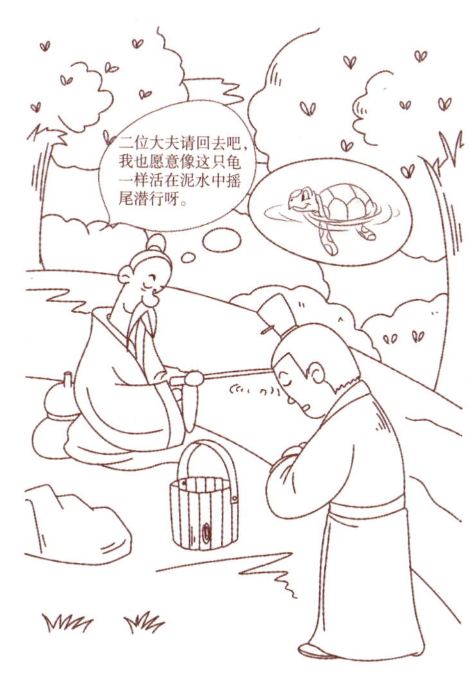

愿意活着在泥水中摇尾潜行呢？”两位大夫说：“当然是愿意活在泥水中潜行啦。”庄子说：“二位大夫请回去吧，我也愿意像这只龟一样活在泥水中摇尾潜行呀。”

庄子遵循了人的天性，崇尚自然。他的思想历久不衰，正是因为里面包含了许多有益的真理。其实古人今人都一样，只有做到顺遂天性，才能保持自然开心、五脏调和的状态，拥有自然健康的身心。

在傍晚或周末的时候，可以带上家人一起逛逛公园，或者到郊外爬爬山，既散了心，增强了体质，又促进了家庭和睦，何乐而不为呢？

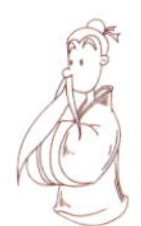

开水孕育下的快乐人生

我小时候喜欢喝生水，特别是夏天，被奶奶看到了，她就要嚷我："你个淘气仔，又喝生水，不怕拉肚子。"我就吓得不敢喝，结果奶奶收起那一副发怒的脸孔，换作和蔼的声音招手道："来，过来奶奶这里，奶奶有糖水。"我就喜滋滋地跑过去，她带我进她房间，拿一个瓷缸，挖一勺红糖在里面，拎起保温瓶，倒出里面热腾腾的开水。我总是开心地看着红糖被热水冲开，溶化。想起那一股甜味，不由得脸上就挂起了笑容。奶奶一边倒水一边说："以后不许喝生水，知道不，喝生水肚子疼奶奶可不管你。"每到这个时候我总会调皮地点点头，那个时候傻乎乎的也不知道她为什么不让我喝生水，只知道红糖水很好喝。那个时候经济困难，红糖那个东西很少见，不像现在，物质生活丰富了，随便哪里都可以买得到。奶奶自己不舍得喝，也不让我多喝，一碗水总是只放一勺，后来我就趁她不在的时候溜进她的房间偷红糖吃，有一次被她抓了个正着，她也没有教训我，反而给我拿了一个大块的，说："吃了这回不准再吃了，吃多了坏牙。"我也不太懂什么是坏牙，只知道从那以后，她就把糖收起来了，只在我喝水的时候放一些，有的时候也不放，开水还是那个开水，就是不让喝生水。

后来长大了，接触中医才知道脾脏喜燥恶湿，喝生水损伤脾阳，容易拉肚子。另外，生水没经过加热消毒，里面有害生物没杀死，对健康不利。红糖呢，性微温，有化瘀生津、散寒活血、暖胃健脾、缓解疼痛的功效。学了这些知识以后，回想起儿时的记忆，就觉得特别温暖，里面藏着奶奶的智慧和爱。

记得有一段时期，我外出回家，每次总带一包红糖，吃过午饭后烧一锅开水，我和奶奶坐在院子里的太阳下，每人沏一碗红糖水，开心地喝着。

《道德经》有云："上善若水，水善利万物而不争。"一碗开水，走一生！现在我也年近半百了，不再是曾经那个稚嫩的孩子。作为道医，作为奶奶的孙子，觉得很应该去把开水养生这件事给宣扬出去，让更多的人知道，让更多的人健康、快乐。健康了就容易快乐，快乐了就血脉畅通，保持良好的健康状态，是养身和养心的一个良好循环。

现代的青年，夏天喜欢喝冰啤酒，吃冷饮，这个比我小时候喝的生水还要寒凉很多倍，怎么会不损伤人体的阳气？

这些冰镇食品所携带的寒气积聚在人体内，会衍生出一系列的疾病。现在每家每户几乎都有冰箱，用来储存食物确实是好，可是吃的时候要加热一下再食用，这样才能很好地顾护到脾脏的阳气。希望大家引以为戒，喝温开水，吃热食，预防因为不良饮食习惯所造成的疾病。不因疾病而丧失快乐，而因快乐更促进健康，因健康而拥有快乐，这样多好呢！

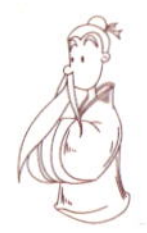

如果忍不住，可以哭出来

时代在发展，生活节奏在加快，每个人的压力都比较大，尤其是中年人。有一句话叫作："一觉醒来，周围都是依靠自己的人，而自己却没有依靠。"这正是大多数中年朋友的真实写照。一个人长期承受压力，得不到宣泄，很容易形成疾病。那么这种情况该怎么办呢？如果真是不开心的话，可以哭出来，不用压抑着。可能讲到这里，中年读者朋友会笑，又不是小孩子了，哪能哭出来，多没面子啊。

在这里提到了小孩子，小孩子有什么不开心就会哭出来，小的不开心就小哭，大的不开心就大哭。其实，这是身体的一种自我保护机制。通过哭把情绪都发泄出去了，血脉自然通畅，内心也得以平和。我们讲养生，讲调节内心，内心与养生的关系，其实就是情绪对气血阴阳的影响。有了不好的影响，我们把它拨正，把它调节过来，对身体而言就又回归了正道，这样自然就保持了健康的状态，预防了疾病的发生。

如果说中年朋友在大众面前哭不出来，可以找个没人的地方哭。也许有的朋友会说，真到没人的地方，情绪又缓和了，达不到眼泪所要求的那种高涨程度。在这里我给大家推荐个简单的方法，可以听听悲情的音乐，或者看看悲情的影片，压抑在内心的情绪不自觉地就会随着音乐或视频宣泄出来，这样哭过之后，就会好多了。

以前有个来找我开解的人，我和他相对而坐，我一句话也不说，静静地听他讲他的事情。他说他有胃病……父母都六十多岁了，母亲身体不是很好，大病没有，经常有一些小病，需要花钱。有两个儿子，读高中了，马上就要上大学，也需要钱。妻子在工厂做工，一个月工资有限，所有的压力都压在他一个人身上，每天早上起床，就觉得要拼命往前跑……说到这里，他抑制不住内心的情感，眼圈发红，语音哽咽……我说："年轻人，忍不住了就哭出来吧，没什么大不了。"

终于他再也绷不住满溢的情感，趴在桌上哭了起来。我静静地等他哭完，指着里面的房间说："年轻人，里面有水，你洗把脸，我们再接着聊。"他洗完脸后，我问他："怎么样，有没有觉得胃舒服一点？"他感觉了一下，很惊讶地说："感觉好多了，这是为什么？"我先给他把脉，之后说："你这个病的病根不在胃，而在于心，生活压力大，情志不舒，导致胃气不能下行。哭过之后，气血顺畅，自然就觉得舒服了。每个人生活都不容易，有什么不开心的就哭出来，哭出来就好了。你要是病倒了，你家人指望谁呢？”几句话又逗出了他的笑容。

我们道家有句话：“命生于和畅。”对于心理上的解释就是，一个人健康与否，要看他的内心是否平和顺畅。养身之道，很大程度上在于养心，拥有健康的心理状态，可以少生病，不生病。有的时候压力太大的话，可以通过哭泣来排解情绪，使内心达到一个平和安宁的状态。

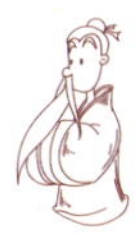

气冲病灶的时候应该开心

许多患者在接受中药的滋补调养后，随着身体正气的日益充足，身体病变部位开始出现比原来更为难受的感觉，像这样的情况，往往是气冲病灶的结果。它的实质是气血流通，冲击病灶部位，病灶部位的虚损开始受到体内气血的滋养修复，但尚未完全转化成正常状态的一个时期。

因为病灶在身体里面长期存在，身体对它有了一定程度上的适应，产生了病理平衡，经过调养后身体气血渐渐旺盛，病灶部位的生理功能慢慢恢复，在感觉上就比没有恢复的时候要灵敏一些，造成了好像是病情在加重的错觉。这就是气冲病灶的根本原因。它实际上是病变位置生理机能得到改善的表现，坚持服药，随着正气的充足，气冲病灶的症状会自然消除。

许多患者在走到这一步的时候，内心出现恐惧，觉得怎么越吃药病情反而越重了，在心理上不能放松。但是心平气和才是调理身体的最佳状态，只有在内心没有挂碍的情况下，药物才能发挥出最大的效果。所以出现气冲病灶的情况不应该担忧，也不应该害怕，而应该感觉到高兴才对。这是因为病人对疾病恢复的过程不了解，所以才产生了误解。

以前我见过一个六十岁左右的老头，他有十几年的病史，腰部板结，属于肾阳虚，他这个病得好好调理几个月，短时间内痊愈不了。他吃药一个月后，说感觉腰部又麻又胀，特别虚弱，没有力气，问我这是怎么回事。我笑笑说："这是病情好转的表现，不用担心，应该高兴才对，回去停药两天，再接着服用，如果还有这种情况，再停药两天，再接着用药就好了。"之所以让他停药是因为他年老体衰，气冲病灶的反应太强烈的话他受不了，通过停药再用药可以让他平缓地度过这个时期，对他的身体是有好处的。后来他的病一直调理了四个多月才彻底康复，有些慢性病调理起来要花的时间比较长一些，不过只要保持良好的生活习惯，坚持用药，最后都会收到一个满意的效果。

值得一提的是，多年吸烟喝酒的老年朋友，猛然戒烟戒酒，身体的病理平衡被打破，新的平衡难以马上建立起来，身体容易承受不住而生病，这也是气冲病灶的一种情况。虽然戒烟戒酒是值得提倡的，也是值得开心的。但是，像这种情况要慢慢戒，身体可以有一个缓冲，不会因为戒得太猛而生出其他的疾病。

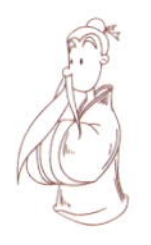

何谓“戒”

每个人只有在生病之后，才会切身地懂得健康的可贵。一个人的体质在年轻阶段，是一生当中的黄金时期，这个时期适合学习知识，增长本领，为一生打下一个良好的根基。

凡事有好就有坏，少年的时候，气血充足，受到美色的诱惑往往沉陷其中，不能自拔。现在这个时代，满地都是淫色，想不看到都难，青年男女在这方面一定要克制自己，做到不去想，不去看，或者尽量少想，少看。这个事情，不是说去做了才会对身体有伤害。即使不做，看一看，想一想，身体必然就会起反应，就在消耗人的气血。现代年轻人受到的教育、接受的信息，在许多方面都偏西方化，我们自己的良好传统文化却被搁置在一边。我曾看到过一些西方医学上解释男女疏泄这个问题，说一星期两到三次属于正常，对身体没有什么危害。

其实从根本来讲，什么是危害？什么是没有危害？人体就像一个储存能量和物质的仓库，通过吃饭和睡觉可以补充仓库里面的能量和物质。那一个星期释放两三次，短时期内对这个仓库好像没什么影响，可是久而久之，这个仓库必然就会空虚，也就是中医上通常讲的“虚”。反过来讲，如果这个仓库的物质和能量不被人为地释放，这些物质和能量就会储存起来，人体的各项机能都会呈现出比不释放的情况下更蓬勃旺盛、更有活力的一面。比方说记忆力更好、脑力思维更强、能胜任复杂的思维活动；体力方面，无论是爆发力还是耐力，都要更好一些；情绪方面会更趋于稳定平和。简单来讲，那是生命质量的高低差别。这些东西，在中医上都讲得比较清楚。可是，国内的青年人却很少接触到我们老祖宗的传统文明。

那我们传统上怎么讲这个事情呢？传统上讲，少年是应该戒色的，这样人的身体才能生长到盛壮的顶点，壮年之后精气满溢，不疏泄容易生病，应进行适当的疏泄。

我接触过很多少年人，皆因纵欲过度造成身体阳虚，畏寒怕冷，形体消瘦，不思饮食，甚至大脑空虚，头晕目眩，记忆力严重下降等。少年时代是美好的时代，生活应该是明朗、阳光、向上的，就像是八九点钟的太阳，更应该是快乐的，健康的。如果因为好色而患上疾病，失去了健康和快乐，那就损失太大了。

孔子讲的这一句少年戒色，讲得太好了。其实少年戒色，戒之在心，控制好自己内心，不动邪淫之念，或者一动即收，自然可以做得到少年戒色，拥有一段健康快乐的成长岁月。把这些精力用在学习知识和本领上，为人生打下一个好的基础，为何不好呢？

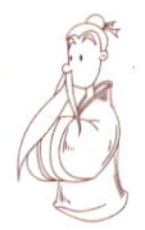

酒乃穿肠毒药

我们中华民族关于酒，有着丰富的传统文化。《水浒传》中有“醉里乾坤大，壶中日月长”，有“武松醉酒能打虎”，有“宋江酒后题诗”等；李白的诗句中也多有牵涉到酒，有“钟鼓馔玉不足贵，但愿长醉不复醒。古来圣贤皆寂寞，唯有饮者留其名”，也有“三杯吐然诺，五岳倒为轻”；王维有“劝君更尽一杯酒，西出阳关无故人”；西游记中有“唐王给唐僧敬酒送行”；红楼梦中有“贾母饮酒行令”；三国演义有“青梅煮酒论英雄”“关羽温酒斩华雄”“张飞醉酒失徐州”等。

酒文化渗透在生活的方方面面，工作不顺心了叫上三五个好友喝上几杯，以吐心曲；同事过生日了喝上几杯，庆祝开心；结婚了要饮酒，生儿子了要饮酒，逢年过节还要饮酒。夏天晚上的夜市摊、冬季晚上的火锅店，啤酒、白酒、红酒……酒已经和人们的生活融合在一起，想要避开，真的是不容易。

虽然中医里面也有药酒，但酒这个东西，还是不喝为好。白酒伤津灼液，啤酒寒凉伤脾。酒精对心、肝、脾、肺、肾，无一不伤。有人说，酒有促进气血运行的功效，喝酒可以美容。那么，促进气血运行的方法有很多，散步、慢跑都可以促进气血运行，为什么不用这种更健康的方法呢？大醉伤身，小醉就不伤了吗？小醉同样伤身，只是你一时之间感觉不到而已。不管是中医还是西医，没有哪个医学专家会提倡喝酒的，真正从理论上讲，还是不喝为好。

有句话叫作“借酒浇愁愁更愁”，人们往往在不开心的时候喝酒，本来愁这种情绪对身体就是一种伤害，我们本应好好调节自己的内心以避免这种伤害，结果不仅不去调节，反而放肆任流。这样就是愁的伤害和酒的伤害一起叠加在身上，如何不是穿肠毒药呢？

以前一个患酒精肝的朋友，一边找医生调理，一边喝酒，这样什么时候可以好呢？于是，我就跟他讲了一些病例，其中也讲过古龙喝酒的故事。古龙喝酒是出了名的，通常说“杯到酒干”，古龙是“碗到酒干”，大碗大碗地喝，一直喝成酒精肝，多次往返医院。但是他却不好好养病，依然故我，最后导致一代武侠小说大家的陨灭。他死于肝硬化引起的食管胃底静脉破裂大出血，和喝酒有着必然的关系。

喝酒这个事情对身体不好，那么我们就应控制好自己的内心，把他给戒了，或者说可以少喝一点。好好的生命，为什么非要闹到疾病，闹到生死的地步呢？管好自己的心，健康快乐地活着，不好吗？许多人都是应了那句老话，“不见棺材不掉泪”，到了掉泪的时候已悔之不及。这个朋友还好，在我的劝解之下，慢慢把酒戒了，调理了一段时间身体，也渐渐恢复到了健康状态。

酒乃穿肠毒药，还是少喝、不喝为好。有的时候躲不开了，就想想它是毒药，少喝一点。

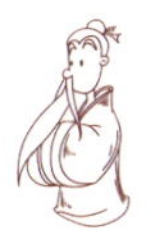

父爱如山

有句话叫作“天下父母心”，天下的父母对子女的心都是一样的，不管是富贵的还是贫困的，爱的本质是没有差别的。

一个山里的姑娘，快要高考了，她在家复习功课。外面下了一场大雨，门前有一个池塘，被大雨灌满了水。有了水，青蛙就活跃起来，半夜哇哇地叫个不停，姑娘非常烦心，但是又没有办法，第二天晚上依旧如此。到了第三天晚上明显感到青蛙的声音变少了，变小了，她也没有在意。第四天晚上，她看书看累了就出门到外面转转，看到池塘对岸有手电筒的灯光晃动，她想，附近只有她一户人家，晚上怎么会有灯光呢？她就悄悄溜近去看，越走近越觉得那身影像父亲，没想到走过去后真的是父亲。她惊讶地说：“爸，你在这干吗呢？”她父亲说：“女儿你咋出来了，快回去，外面湿。”她看着父亲手中的网和桶里的青蛙，瞬间明白，原来，青蛙叫声变少的原因是，这几日晚上父亲拎着桶在这里一只一只地捉。她的眼眶湿了，觉得父亲的爱厚重得像一座高山！

另外，这个姑娘上学的地方在几十里之外，每次都是父亲赶一辆马车送她，上面装了粮食，用粮食换了粮票供她在学校吃饭。其中有一次，因为家里有事就耽搁了，一直到下午的时候才出发，赶到学校的时候，天已经黑了。换过了粮票父亲对姑娘说："你去上学吧，我到外面找个地方住下，明天一早就回去了。"结果姑娘去上晚自习，下课后到宿舍里面听到同学对她说，操场上有一个人，躺在地上，好像是她的父亲，让她去看看。她急忙走向操场，看到果然是父亲，已经睡着了。她瞬间明白，父亲一定是为了省钱，所以才睡在这里，等早上大家都没有起床的时候，他先醒来，赶着马回去。她的眼睛又湿润了……

父亲的爱就像一座大山。父亲不同于母亲，在我们中国的传统里面，父亲往往和孩子接触得相对较少。对于母亲的爱，儿女懂的比较早，对于父亲的爱，似乎总是要等到他头发都白了的时候，内心变得很柔软的时候，不再像年轻时那样刚强的时候，才发现，原来父亲是如此默默地爱了我们几十年。

我们道家祖师庄子曾说："孝子不谀其亲，忠臣不谄其君，臣子之盛也。"它的意思是说，孝子不奉承他的父母，忠臣不谄媚他的国君，这是忠臣、孝子尽忠尽孝的极点。其实庄子在这里表达的真正意思是奉承和谄媚都是虚心假意的表现，尽忠尽孝应该是出自真心的，才算是真正的忠和孝。

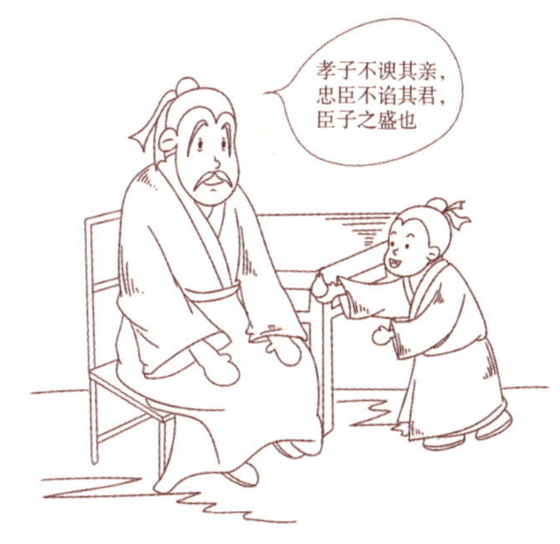

那么，不仅是要真心，而且要早一点懂得父亲的爱，早对父亲尽一些孝道。比方说跟他讲讲话，他会很开心，或者说偶尔送他一点东西，他会高兴很多天。高兴了、快乐了就不容易生病，这不正是孝道的具体表现形式吗？

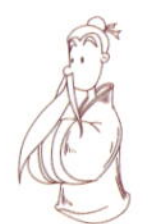

有病不要拖着

我十多岁的时候害过一种眼病，一开始没注意，后来总是不由自主地眨眼睛，还有分泌物附着在眼球上影响视力。一直过了近一年，有一天我看到一篇文章是介绍沙眼的，说沙眼发展到最后有可能会引起失明。当时我被吓到了，以为自己得了沙眼。后来母亲就带我去医院看病，用仪器检查，眼睛对着一个摄像的孔，里面的灯光“唰”地闪了一下，算是检查过了。经过医生的分析，他说是沙眼。和我心里想的一样，我以为这下病终于可以好了，再也不用承受病症的折磨了。医生开了一些药，当时我也不懂，有内服的胶囊、药片之类的，也有一种外用的眼药水。回去之后，我按照医生的嘱咐，按时用药。结果过了有半个多月，药吃完了，眼药水也滴完了，却不见好转。

后来我又在病痛的折磨下拖了几个星期，又央求母亲换家医院看看。结果又是灯光一闪，检查过后，仍然断定为沙眼，我的当时就疑惑：不会这次还是看不好吧？医生开过了药，依然有内服的药片、胶囊，有外用的滴眼液。回去后一二十天，我用完了药，仍然没有好转。我跟母亲讲，母亲说，可能是他们的眼科看得不太好，过几天会带我去一个专业的眼科医院看看。我想：这次是眼科医院，跟前两次不同，应该可以看得好了。

结果去到之后也是先检查，灯光闪过之后，医生得出结论，是结膜炎，这下出乎我的意料。然后是用药，他用一种针孔很细的注射器，往我的眼部肌肉上注射药液。注射完后，开了一些口服的药，并嘱咐过几天再去打一针。到底是几天记不太清楚了，好像是一星期左右的样子，后来又去打了一针，休养了几天，结果病全好了，先前不适的感觉都消失了。

后来过了好久，我回想起那次眼病的时候，就觉得有病还是早点治，因为这个病，我的眼睛难受了一年多，也不知道因为它而不开心了多少回，最后好了，感觉到健康的可贵，感觉到快乐的可贵。还是健康快乐地活着比什么都好。

后来我就会根据情况给人建议，比方说有些病看中医效果好，我就推荐他看中医；人家西方的医学在很多方面都取得了很不错的成就，有的病西医治得好，在中医上却很棘手，我就推荐他看西医。当然，中医的独特优势也是西医所比不上的。总之，以不耽误病情为要。因为处在病痛中的人身心都不好过，我相信这是每个人都体验过的。还有一种情况是患者自己拖着不看医生，有的慢性病其实不是很难治，坚持服药一段时间就可以痊愈，但是患者可能十年、二十年都忍受了下来，他已经分不清楚什么样的状态是健康的。曾有患病多年的人问我健康是什么样的感觉，这样的人生怎么会快乐呢？不快乐对身体很不好。我希望大家都可以有病不要拖着，早早治疗，早早恢复健康，拥有健康快乐的身心。

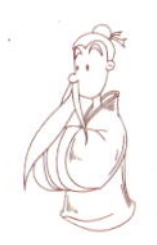

常回家看看

有一天我买了一个很大的蛋糕，其实我知道母亲并不喜欢吃蛋糕的，买蛋糕只不过是讨一个喜庆。那天有许多小孩，也有年轻人，我们一大家子，能叫来的全都叫来。我知道母亲喜欢团聚的感觉，那个时候她的脸上溢满了幸福的笑容。

在揭开蛋糕的一刹那，小孩子都欢呼雀跃，嚷着要吃，年轻人也开心。我把刀交给母亲，她一块一块地切开，分给所有人。有的叫姥姥，有的喊奶奶，有的称姨，有的呼婶娘。大家不亦乐乎。

我知道母亲喜欢吃茄子，那天有两道菜都是茄子做的，是我事先安排好的，有一个油炸茄子，外面裹上一层面，里面是切得厚薄均匀的茄子片。把食盐、茴香等一干作料全部拌进去，入油炸得金黄。然后捞出来，把油沥干，就可以吃了。吃的时候外面是焦香，里面是茄子的软香。母亲吃得很高兴，笑着对我说："孩儿，这个菜做得不错，你也吃。"我笑着说："好、好。"也夹起几块吃一下。还有一道菜就清淡一些，首先把茄子去把儿，洗干净，切成粗条，在水里焯一下，焯熟后捞起来，放油，浇蒜汁，加食盐调料等。吃起来软爽舒口，母亲也吃了一些。

那天是我掌勺，从早上忙到中午，一桌子的菜，大家都吃得很开心，我也很开心，从来没有见到母亲这么高兴过。最后一群孩子拉着年轻人的手围了一个圈，把母亲圈在中央，一起转着圈唱生日快乐歌。那一刻，我觉得其实人生许多东西都不重要，能有这样的笑容，这样健康地活着就是最好的了。

我道家的庄子曾说："事其亲者，不择地而安之，孝之至也。"意思是说，侍奉自己的亲人，无论在什么地方都可以使他感觉安定，是孝顺的最高境界。母亲始终住在家里，即使外出也是短暂的几天时间，没有长时期在外面生活过。我就经常回家看看她，带一些她喜欢的东西。我觉得，其实尽孝并不是很难，也不用刻意为之。说到这里就想起一个词，叫作"天伦之乐"。经常

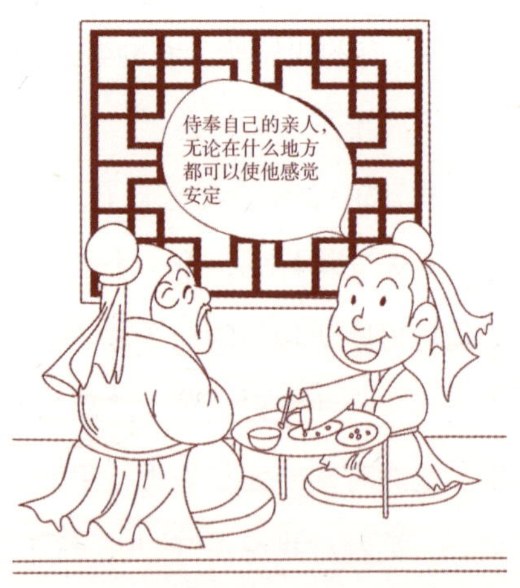

陪父母吃吃饭，一起做些什么，不就是天伦之乐吗？

现在的社会一片繁荣，每个人都很忙碌。有空了可以多回家看看父母，或者经常打打电话，他们就会很开心。其实，天底下最容易哄的就是父母了，当然，不是哄骗，而是哄开心，开心了，健康了，比什么都好。

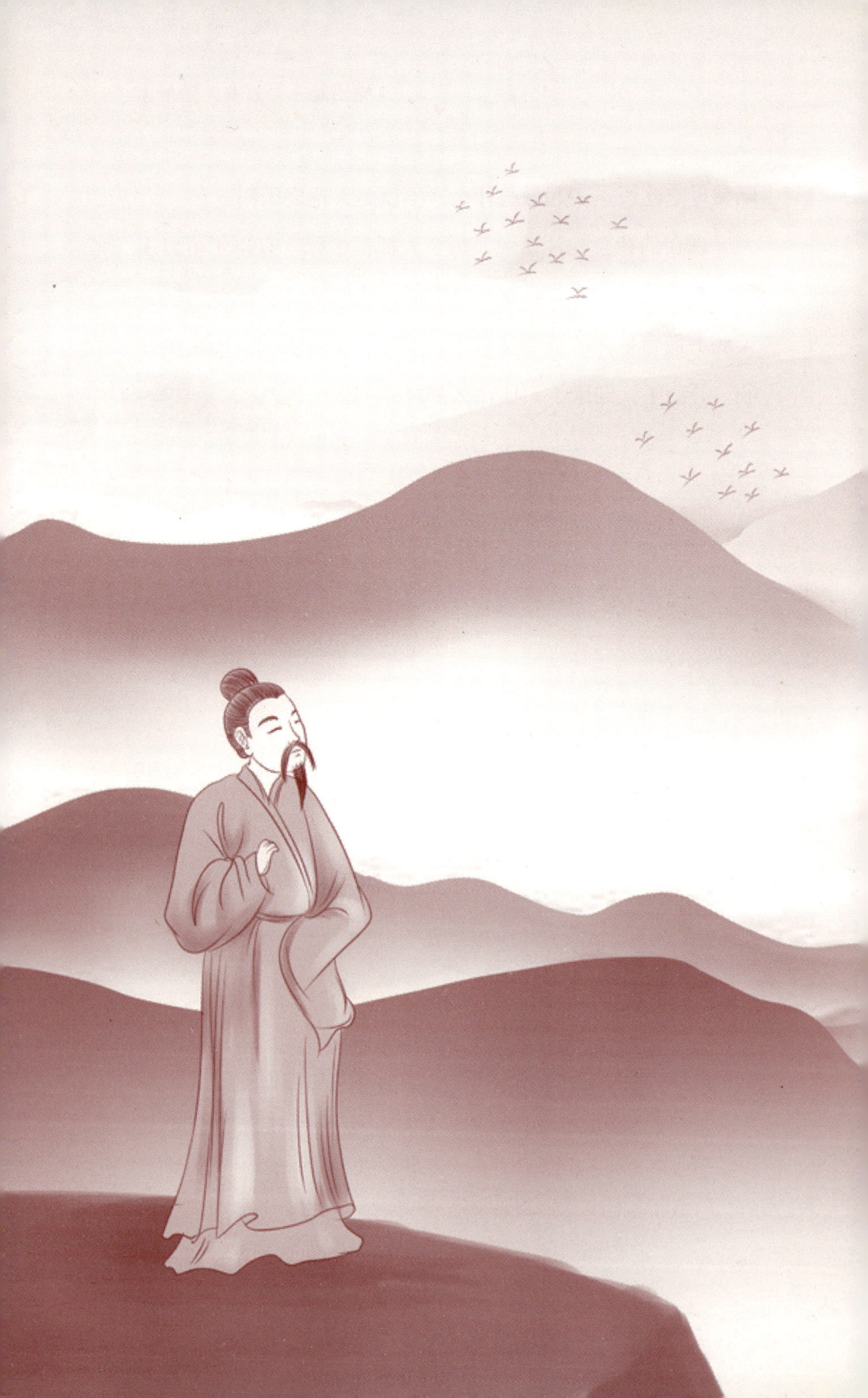

第五篇

上善若水任方圆

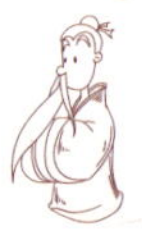

是锋芒毕露，还是随波逐流

为人处世是一门大学问。有才华的人倘若锋芒太露，总会遭受到许多莫名的打压，甚至从此一蹶不振；有的人选择随波逐流，却逐渐失去了自我。这两者都不可取，都容易走上极端。对此，我们道家早已经提出了解决之道——和光同尘。这是一种不露锋芒与世无争的处事方法，又能在一定程度上保持自我，对他人有宽恕，对诽谤有忍耐，对逆耳忠言要虚心接受。

大唐名将郭子仪的一生，就是“挫其锐，解其纷，和其光，同其尘”的最佳注解。

郭子仪是武举出身，在军中稳扎稳打，积累战功，慢慢绽放光彩。唐玄宗天宝十四年，安禄山起兵造反，唐玄宗出逃长安。郭子仪临危受命，被继任的唐肃宗任命为兵部尚书兼节度使，统兵十五万，真正地掌握军事大权。他转战两年，收复长安，战功显赫，大放异彩。此时战乱未平，尚需用兵，唐肃宗却担心郭子仪等将领功劳太大，将来难以驾驭，于是派遣太监鱼朝恩监军。

和久经沙场的将军比起来，太监鱼朝恩对军事自然一窍不通，却仗着皇帝的信任处处掣肘，导致多次军事行动失利，更严重的是他还嫉妒郭子仪权力大，经常向皇帝打小报告，说他有反意。唐肃宗竟然相信了，命郭子仪进京交付兵权，全军上下愤怒不已。郭子仪悠哉游哉，独自进京解甲归田，在京城内听歌唱曲悠闲度日，不亦乐乎。

没过多久，安禄山的部下史思明兵力雄厚，又打到京城来，无人能挡。朝廷这才想到赋闲在家的郭子仪，建议请他出山。唐肃宗给他写了许多诏书，再次给他兵权。这时唐肃宗已经重病卧床不起，一般臣子都见不到他。郭子仪知道没有皇帝的全力支持，他无法掌握好军权，于是再三请求："老臣受命，将死于外，不见陛下，目不瞑。"这样才得到唐肃宗的接见。

唐肃宗死后，唐代宗继位。郭子仪暂时打退史思明，唐代宗又猜忌郭子仪，罢免他一切兵权，派他去修唐肃宗的陵墓。郭子仪意识到不能任由唐代宗猜忌，否则朝廷军队又得一败涂地；但是也不能惹祸上身，于是一方面尽力修建唐肃宗的陵墓，一方面把唐肃宗在危难时期赐给他的诏书还给唐代宗。唐代宗极为惭愧，再次召郭子仪入宫，还他兵权。

此时郭子仪的旧将分崩离析，所剩无几，反贼势力巨大，皇帝再次出逃京城。郭子仪凭借过人的军事才华，令大唐官兵军威大振，收复失地。

郭子仪一生征战，晚年在错综复杂的朝廷官场摸爬滚打，居然活到了八十五岁高寿。他从部下中提拔了许多人才，其中有六十多人出将入相，八个儿子七个女婿都是当朝显贵。他力挽狂澜，让大唐天下转危为安，功高巨大却不震主，位极人臣而不受嫉妒。历朝历代的功臣无数，能够做到他这样境界的人，实在是少之又少。这都是因为郭子仪一生的为人处世合乎和光同尘的原则。

我们很多人在工作生活中，都会遇到郭子仪的困境，比如受到领导的猜忌，受到同事的排挤，我们该如何处理？不妨效仿郭子仪，暂时收敛自己的锋芒，低调做事，同时提高自己的价值，将他人的攻击消解于无形。但是这不是意味着一味地退让，不是意味着要同流合污。两者不同之处在于是否坚持不断地学习，提升自己。

然而即使是拥有智慧的聪明人在生活中也会遇到许多愚钝者的胡搅蛮缠，这时候该怎样和光同尘呢？我举个简单的例子：

“道长，人怎么才能快乐？”

“不与愚蠢的人辩论。”

“道长，我不赞同你的观点！”

“你说得很对！”

我们再来仔细分析和光同尘这句话：“挫其锐，解其纷，和其光，同其尘，是谓玄同。”意思是不锋芒毕露，不咄咄逼人，用宽容的心态来消挫他人对我们的攻击，解决人们之间的纷争，收敛自己的光芒，彼此学会站在对方的角度思考问题，这就是解决问题的方法。

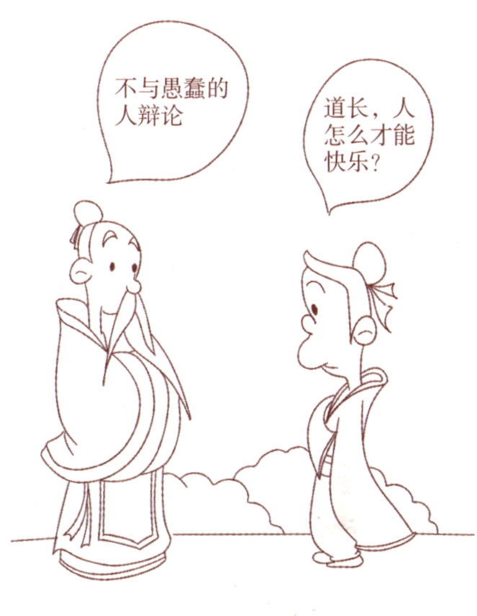

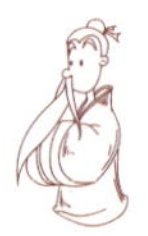

天下没有无缘无故的礼物

我们经常会看到大量的诈骗新闻，受骗者损失惨重，而很多受骗者竟然是高学历的硕士、博士，实在是令人唏嘘。他们受骗是因为他们愚蠢么？当然不是。

仔细分析这些新闻就会发现，行骗者大多是给受骗者提供了一些甜头，唤醒了人们内心深处的贪念。人非圣贤，每个人多多少少会有欲望。行骗者就是针对这点进行诈骗，实在是防不胜防。其实我们只要记住老子的一句话，就可以有效地避免上当受骗，那就是“将

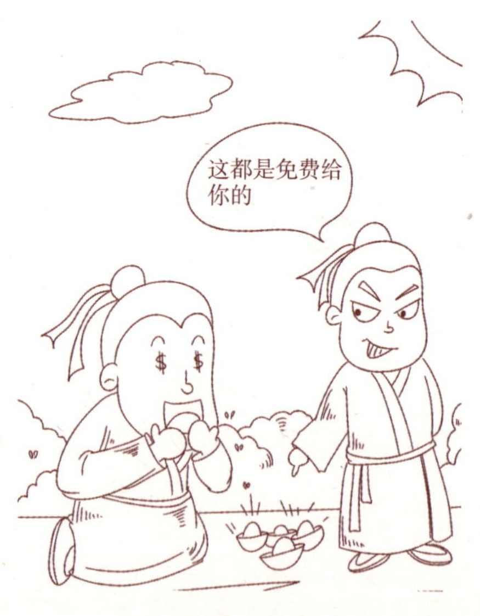

欲夺之，必固与之”！

这句话出自老子《道德经》，后来逐渐演化成“将欲取之，必先予之”，意思是说如果想从对方那里获得利益，就必须先赠予他一些利益。老子生活在春秋战国时代，这个时代发生过两个经典的故事，都证明了老子这句话所包含的大智慧。

其中一个故事叫作智伯灭仇犹。

智伯是春秋时期晋国的执政大臣，掌权二十二年。当时晋国朝政由四大家族把持，除了智伯之外，还有韩、魏、赵三家势力。四大家族明争暗斗不断，智伯的权力最大。

晋国北方有一个国家叫作仇犹国，国力强盛，兵力雄壮，对晋国造成巨大的威胁。智伯便把仇犹国列为攻打的对象。而仇犹国国境内山林密布，地势崎岖，路途险恶，他一直找不到有效的出兵路径。经过深思熟虑后，他想出一个办法：他制造出一口华丽的大钟和两辆豪华的马车，当作礼物送给仇犹国国君，用来示好。仇犹国国君非常高兴地接纳了这两件礼物。因为大钟太大，不方便运进来，国君就打算修路，迎接智伯和大钟。

仇犹国有个大臣叫赤章蔓枝，他看清了智伯的狼子野心，急忙提醒国君，说：“智伯想攻打我们，但是没有道路。陛下您现在修路，其实是给智伯行方便。当礼物到了，他们的兵马也就跟着到了。”国君利令智昏，满脑子想的都是珍贵礼物，完全不把赤章蔓枝的话放在心里，执意修路。赤章蔓枝无奈，知道国破在即，于是投奔齐国。赤章蔓枝离开没多久，仇犹国就被智伯灭掉了。

另外一个故事叫作金牛伐蜀。

智伯灭仇犹国之后，想重振晋国霸业，建议四大家族都献出自家部分封地增加晋国国力，韩、魏都同意了，只有赵家不肯，于是智伯联合韩、魏攻打赵家。没想到韩、魏临阵倒戈，反过来联合赵家攻打智伯。智伯兵败，此后三家分晋，形成了韩、魏、赵三国，春秋时期从此进入战国时期。

战国七雄中，秦国国力最强。秦惠王想讨伐蜀国，但是蜀国境内多山，路途十分险峻，军队没有路过去，倘若修完路再攻打，蜀国肯定会有所准备。后来秦惠王听取臣子的建议，打造了一个金牛，牛肚子里塞满了金银财宝，把金牛推着走两步，肚子里就掉出财宝来。他把金牛送给蜀国国王，表达善意。蜀国国王贪图宝物，为了迎接金牛，主动派人把山路挖平，派了五个大力士去迎接金牛。秦军利用蜀国修建的栈道，灭掉了蜀国。

仇犹国和蜀国两个国君，都是因为贪图敌人赠送的礼物而丢了国家。和整个国家相比，一口大钟和一头金牛，又能值多少钱呢？他们都是贪图眼前的利益，而造成巨大的损失。

任何事物，都要从不同的方向看待。如果我们换个角度，站在智伯和秦惠王的立场来看，就会了解他们的智慧。他们想要赢得战争的胜利，想要抢夺对方的江山，就必须要舍得，要给予对方许多利益。这就是道家所说“将欲夺之，必固与之”。

通过老子的这句话我们可以领悟到其中的大智慧，那就是我们为人处世都要顾全大局，不要因为贪图眼前的蝇头小利而失去远大的利益。其实这句话，可以用到很多地方和场合，除了国与国之间的战争，还可以用在我们百姓的切身生活和工作当中。其实这句话可以换个更通俗的说法，那就是——天上不会掉馅儿饼。

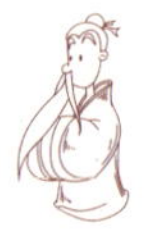

向自然学习

庖丁解牛的故事大家都知道。这个故事出自《庄子》，告诉我们经过反复实践掌握事情的客观规律后，再做起事来就会得心应手，运用自如。事物的客观规律，就是我们最好的老师，它们能教导我们最简便的解决问题的办法。

前文我们说过晋国智伯和韩、赵、魏三家分晋的故事。其中赵氏家族的首领叫赵襄子。他曾经拜一个叫王良的人为师，学习驾驶马车的技术。王良是当时有名的驾驶马车的高手。因为赵襄子是世家贵族，权大势大，王良不敢不竭尽全力教导赵襄子。

很快，赵襄子就基本掌握了驾驶技术，只是还没有融会贯通。他为了逞能，一个人驾着马车跑出去玩了好几天才回来，以证明他是个高手。

有一天，他和王良举行一场驾驶马车的比赛，看看有没有青出于蓝而胜于蓝。他斗志昂扬，信心满满，哪知比赛一开始，他就落后了一大截。他输得不服气，认为不是自己技术不好，而是王良的马要比他的马好，于是要跟王良换了马再比。王良笑着答应了。第二场比赛开始，赵襄子反而落后得更远，他又觉得自己的马其实比王良的马好，于是又提出换回来，王良照做。

第三场比赛开始了，王良的马车风驰电掣，赵襄子的马车慢如龟爬，他急得满头大汗，第四次提出换马车，但还是

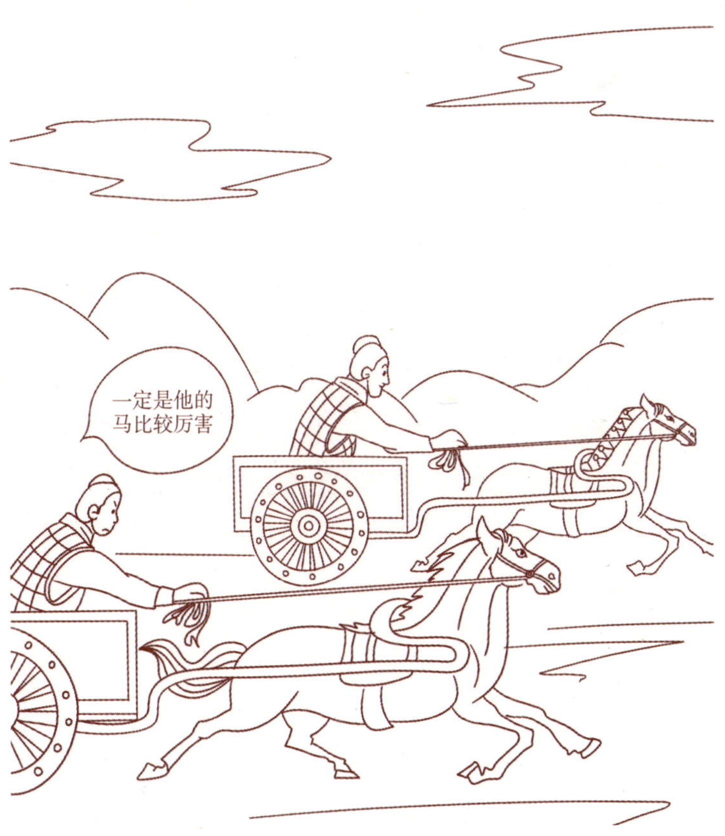

输了。赵襄子认为自己的脸面都丢光了！他认为不是马的问题也不是马车的问题，而是技术问题，觉得王良没有把所有的技术都教给他，而是留了几招，顿时十分恼火，质问王良。

王良慌忙解释，说："我怎么敢藏私？技术都教给您了，您也掌握了。只不过你在运用这些技术的时候，没有遵循马车的特性。"

赵襄子问："什么特性？"

王良说："驾驶马车最重要的莫过于让马的身子稳住车，人的注意力和驾驶动作和马的动作相协调，这样马才跑得快、跑得远、跑得稳。驾驶马车的人要顺着马的节奏来，不能总是干扰马的动作，一会儿要它这样，一会儿要它那样，这样的话就不协调了。您的问题就是如此，比赛落后的时候想赶上我，跑在我前面的时候担心被我追上。您的注意力一直在我身上，而不是在马身上，这样就不能配合马的动作了。马车比赛，马才是主角，我们驾驶者要引导它，而不是干扰它。你恰恰相反，一直在干扰它，所以落后。"

赵襄子恍然大悟。他明白了，需要依照客观事物的条件和发展特性去做事，掌握了万物规律才能更好地获得收益，不能盲目地用劲，要学会掌握自然规律。所谓道法自然，就是这个道理。

万事万物的运行法则都遵守自然规律，我们要认清世界生长变化的自然本性，顺应自然。倘若违背自然规律，便很

难成功。即使是圣人，也不能让鱼在空中飞，鸟在水中游，因为这都违背了自然的发展规律。

大禹治水也是一个很好的例子。流动性是水的本性。大禹的父亲鲧没有深刻认识到水的本性，用“堵”的方法来治水。他不停地制造堤坝，用来抵挡洪水，然而堤坝越高，洪水的力量越大，最终导致失败。而大禹顺着水的本性，采用“疏”的方法，让高的地方更高，低的地方更低，疏通河道，引导河水归流到大海之中。他道法自然，终于治水成功。

我们在面对生活的时候，也要采取顺其自然的态度。一方面要审时度势，不强作妄为；一方面要顺应自然，顺势而为。

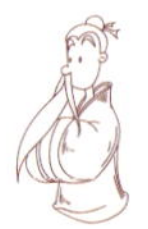

求人不如求己

生活中，我们经常看到很多朋友积极地拓展、维护人脉，乐此不疲。他们觉得，多个朋友多条路，在关键时刻，这些人脉会伸出援助之手。实际上，自古以来雪中送炭者少，锦上添花者多。真正遇到困难时，这些人脉可能都不管用，到最后能依靠的还是只有自己。

中国所有的开国皇帝中，朱元璋的出身算是最悲惨的。他老家发生了旱灾，又接着发生了蝗灾和瘟疫，朝廷不管不顾。他的父亲、大哥和母亲先后饿死。他买不起棺材，只好用破衣服裹尸体。

朱元璋走投无路，去黄觉寺出家做和尚，每日辛苦，艰难度日。然而寺里也没多少香火，他被迫云游化缘，等同于要饭。好在他在云游期间，接触了各地风土人情，见了无数人情冷暖，磨炼出坚毅果敢的性格。他明白一个道理，求人不如求己。

元朝统治实在不得人心，百姓纷纷揭竿而起，爆发了红巾军起义。朱元璋参加了起义军，投奔濠州郭子兴。他作战勇猛，又机智灵活，得到了郭子兴的赏识。郭子兴任命他为亲兵，还把养女马氏嫁给了他。

当时濠州红巾军有好几个派系，明争暗斗不断。朱元璋本指望依靠郭子兴等人成就一番事业，现在对他们极为失望，慢慢产生了依靠自己开创新局面的想法。他回乡募兵，很快招募到七百多人。郭子兴极为高兴，又给他升了官。然而红巾军们还是在忙着称王称霸，忙着窝里斗，他终于下定决心独立创业。他和郭子兴商量外出打地盘，谋求发展，郭子兴同意了。

朱元璋把招募的新兵都送给郭子兴，只从新兵当中挑选了徐达、汤和等二十四人离开濠州。他先招降安抚多地民兵、义军三千八百人，又率领队伍击败横涧山元军，从降兵中吸纳精壮汉人两万人，成为一股不可忽视的势力。

朱元璋一遇风云便化龙，南征北战，迅速扩大队伍，壮大实力，有了逐鹿中原的念头。倘若他一直待在郭子兴的队伍当中，万事依靠郭子兴，肯定不会有现在这番局面。

朱元璋虽然打下了许多城池，巩固了地盘，但是高兴之余也有许多烦恼，那就是吃饭问题。城内的百姓要吃饭，士兵们也要填饱肚子。如果打算向别的起义军讨要粮食，简直是痴人说梦。如今人人都想称霸天下，巴不得竞争对手都饿死。如果强行向百姓强征粮食，必定导致民怨沸腾，从而失去民心。朱元璋和参谋们一起研究，统一认为除了依靠老百姓，更重要的是要自力更生。

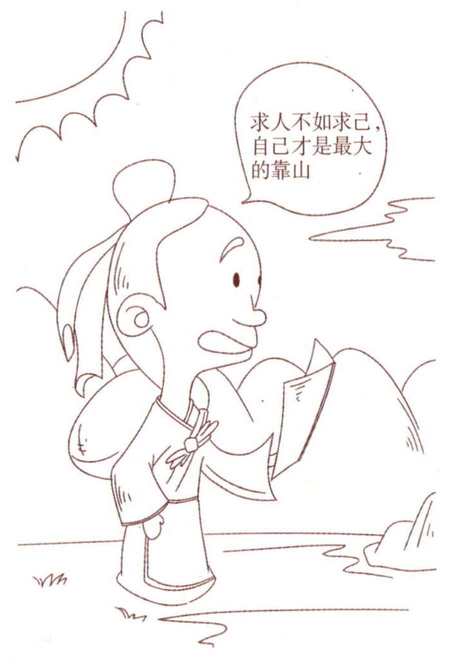

于是朱元璋动员各驻地官兵进行屯田生产，恢复农耕，开垦荒地，兴修水利，自产自足，无须倚靠他人。与此同时，他严禁部队向老百姓征粮，否则严惩不贷。并且吸纳老百姓参军入伍，闲时农耕，战时打仗，军民团结。经过几年的积累，他就有了问鼎天下的实力！

这也是朱元璋三大策略“高筑墙、广积粮、缓称王”之中的广积粮。朱元璋深信求人不如求己，最终推翻蒙元，中华再回正统。

无数的事实说明，在自身没有多少价值、没有多少实力时，指望着别人提拔自己，关照自己，往往都是痴人说梦。唯有壮大自己，提升自己，才能获得别人的尊重。与其花心思讨好他人，殚精竭虑结交人脉，不如多看书、多思考、多实践，努力提升自己的才华。这样的话，无须结交人脉，自然会有善缘。

别人对我们的态度，取决于我们自己的能力和实力。当我们自身过于弱小，难以创造价值时，他人为什么要帮助我们呢？无论是精神还是物质，我们都不能太依赖别人。因为别人能给我们的东西，他们也能拿走。只有我们自己通过努力而有所收获，这才是我们自己的东西。如果做什么事情首先想着依赖别人，而不是自己下苦功夫钻研，迟早会迷失自我。

自己才是自己最大的靠山。

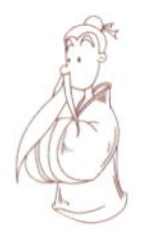

出名不一定趁早

人类历史长河中，出现过许多年纪轻轻又惊才绝艳的天才。我们普通人与他们比起来，似乎差距很大，因此感到的压力也很大。尤其著名作家张爱玲那句“出名要趁早”，更是让很多朋友心焦。其实大可不必，因为很多时候，人们成才需要相当长时间的学习和积累，正所谓“大器晚成”。

“大器晚成”出自老子《道德经》，原意为贵重的器具总是最后才能完成，后来人们用这句话来形容有大才干的人成名会比较晚。每次提起这句话，我都会想到苏东坡的父亲，苏洵。

苏洵出身不错，家庭经济条件还算可以，七岁时开始启蒙读书，学习诗文，但是学不进去，干脆放弃了。青少年时期喜欢学习李白遨游天下，走过不少地方。十八岁时成婚，还是喜欢到处玩。第二年，他的长女未满一岁夭折，又过了两年，生下长子，再两年，他的母亲病故。短短几年内，他经历多次生离死别，对人生、对自身产生出许多疑惑，便想着从书本中寻找答案。他下定决心好好看书，时间却已经太晚，错过了最佳启蒙时间。江山易改，本性难移，他读书的态度依旧不认真，但是有几分聪明，觉得同辈的人都不如自己，以为读书想读出成绩不会太难。

第一次参加乡试时，他名落孙山。这次落榜，对他来说是个巨大的打击，却也是当头棒喝，让他从稀里糊涂的人生状态中苏醒过来。他把自己写的几百篇文章拿出来细读，不禁感叹写得实在不是玩意儿。他为自己这几年的痴狂而感到羞愧和愤怒，一气之下把这些文章烧得个干干净净，从此更加发奋读书。

他取出诸子百家的传世经典，细细钻研，每天都坐在书斋里苦读，在把书读熟之前，发誓不写任何文章！这时，他已经二十七岁了！这一年，他生下次子苏轼。第二年，他去京师礼部考进士，但是没被录取，长兄又病逝于家中，对他来说，又是双重打击。来年，他再次赴京考试，依旧未被录取，只好回到家中闭门苦读。没想到悲剧再次来临，长子年仅八岁就去世了。

打击接二连三，却没令他意志消沉。他直起腰，却低下头，钻在书卷当中寻找智慧与学问。读万卷书，行万里路。他终日埋头苦读，却读到了瓶颈之处。他前往苏州，探望在那做官的哥哥，顺便增广见闻，不久后又顺着长江游览大好

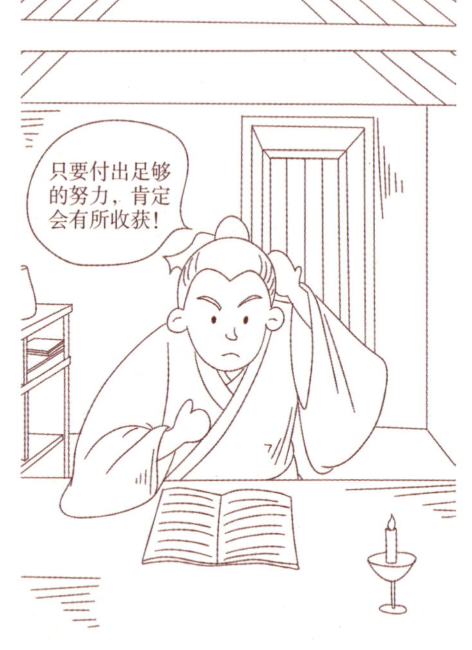

江山，一路游学，访友拜师，学问才终于有所成就。

此时的苏洵积累了大量的知识学问，并且融会贯通，写起文章来，下笔顷刻数千言。他带着苏轼、苏辙两个儿子前往京师游学。文坛领袖欧阳修看中了他的文章，不吝赞扬，大力推广他的文章，京师内外读书人都纷纷抄阅苏洵的文章。这时，苏洵名动天下！

后世启蒙经典《三字经》就有对他的描述："苏老泉，二十七。始发奋，读书籍。"老泉是苏洵的号。

大器晚成并不是一句安慰人的话，因为前提是这个人是"器"。玉不琢，不成器。想成为"器"，必须要经过相当长时间的雕琢和磨砺，这段时间可能是二十年、三十年，甚至是四十年、五十年。细心雕琢的过程，也是一个痛苦的过程。有的人会畏惧辛苦，中途放弃，终生碌碌无为。但只要付出足够的努力，肯定会有所收获，不一定说要挣多少钱，但起码在学识、文化、思想水平上有所提高。

如今信息技术发达，科技水平日新月异。在二十岁时，有的人能够跟上时代，完成大事业；同样是二十岁，有的人却天天玩手机、打游戏。三十岁时，有的人敢于跳出既有的圈子去接触新的世界、新的事业，有的人却在浑浑噩噩中度日，在单位混吃等死。在四十岁时，有的人经历过失败，但是勇敢地再创业，东山再起；有的人却不明白“四十而不惑”的道理，对未来一片茫然，这时候用“大器晚成”来自我安慰，那就不适用了。

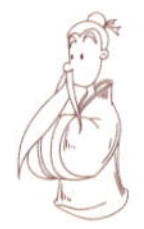

善意地对待整个世界

水无色无味，绵绵密密，滋养万物，与世无争。最高境界的善，就像是水一样。老子说：“上善若水，水善利万物而不争，处众人之所恶，故几于道。”

在南北朝时期，北魏朝政由丞相高欢把持，孝武帝像个傀儡，总是受到丞相的威胁逼迫，只好逃出京城洛阳，投奔将军宇文泰。宇文泰拥立孝武帝，建立西魏，和丞相高欢对峙。高欢干脆拥立一个新皇帝，并且迁都，建立东魏。东西两魏并存。

宇文泰在西魏进行政治改革，在他的治理下，西魏渐渐强盛起来。他是个饱学之士，在政治上奉行以德治教化为主、法制为辅的原则，要求各级官吏修身养性，躬行道德仁义，大得人心，巩固了执政基础，而且还传出仁义的美名。

他在选官员上，奉行唯贤是举的原则。只要这个人德才兼备，那就重用，不管他的出身。而当时的社会都是习惯用门阀制度，都喜欢提拔士族，寒门学子没有出头的机会。宇文泰打破了门阀保持朝政的传统，给大批寒门学子提供出路。

在这些原则的号召下，他把大量的人才汇聚在了自己身边，比如大将李弼。李弼原本是宇文泰死对头侯莫陈悦帐下大都督。此人姓侯莫名陈悦，李弼和他互为姻亲，却被宇文泰折服，临阵倒戈，成为西魏手握重兵的大将军。

西魏东魏两国战争不断。宇文泰即使治国有方，却也一时消灭不了东魏。东魏经常攻打西魏的后方，让宇文泰焦头烂额。在战争打到关键时期，大将李弼带回来一支生力军，领兵者是敬珍、敬祥两兄弟，说是率兵投奔。

原来敬珍此人文武双全，学业、骑射都是一流水平。他和堂兄敬祥志同道合，经常在一起商量国家大事，希望建立一番事业。有一天，敬珍和敬祥商量建功立业的事情。敬珍说："现在到了为国效力的时候，我们要认真地考虑将来怎么办。"

堂兄问他："你有什么打算？"

敬珍说："宇文泰雄才大略，把西魏治理得风生水起，又听说他宽容大度，仁义待人，有容人之量、识人之才，我们去投奔他吧。"堂兄同意了他的建议。两人都是有才华之士，商量完后招兵买马，巩固实力，趁着大将军李弼军队率兵路过他们家乡时，带领招募的新兵和六个县的十万多户军民归附西魏。

宇文泰见到了他们俩非常高兴，握着敬珍的手说："你们俩为我解除了后顾之忧，也是解了燃眉之急啊。"他凭借平常的仁政和善行征服了两员大将，如虎添翼，西魏实力大涨。此后西魏演变成北周，统一了整个北方，成为"上善若水"的最好例子。

我们在童话里总会看到美丽善良的人过上好日子的故事，然而很多人对于善的观念其实并没有多少认同。社会上不乏"人善被人欺，马善被人骑"的观点。其实善有多重含义，助人为乐是善，心存同情是善，通过自己的努力让自己、让家人、让更多的人幸福快乐也是善。

宇文泰的故事充分说明了上善若水的正确。他带领西魏走向繁荣富强，让人们安居乐业。面对企图杀害自己的仇人，他考虑到仇人是员虎将，对国家很重要，便毫无顾忌地重用他，让西魏百姓得以安居乐业。

水能泽被万物，善也能。最好的德行就像水一样，水滋养万物，而不和万物争功劳，这是最谦虚的境界，已经接触到道的本质。道无处不在，水也无处不在。水可以流淌到任何地方。当它处于深潭之中时，表面看起来清澈而平静，实则深不可测。当随着江河奔流时，又能给人带来巨大的冲击。善行也是一样，它能在不知不觉中影响他人，感染他人。

善意地对待整个世界，世界自然会善良地对待自己。

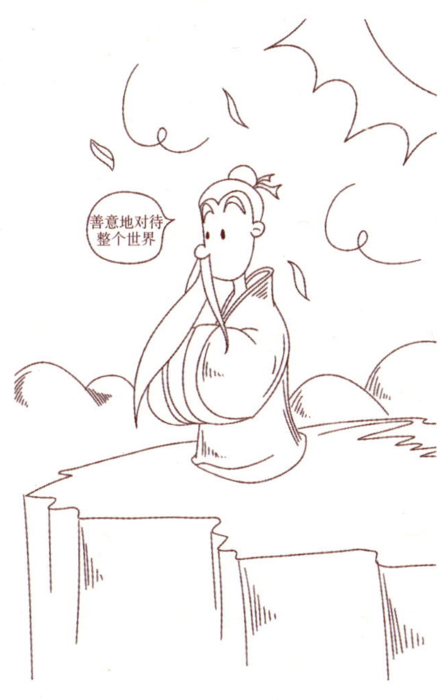

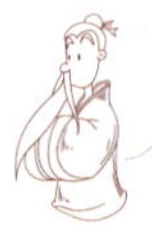

大巧若拙，大智若愚

在南北朝时期，北周有个大臣叫牛弘，从小好学，博览群书。他曾经在朝廷里专掌文书，修起居注，也就是记录皇帝的一言一行和日常生活起居。

后来北周被隋朝取代，隋文帝一统江山，依旧重用牛弘，给他加官晋爵，拜他为礼部尚书，命他定礼乐文化。经过三百年的战乱，天下一片混乱，人心不古，世风日下。在牛弘的主持下，儒家文化得以复兴。

牛弘又任吏部尚书，负责选拔人才。他优先看重德行操守，然后再看能力才干，审核过程非常谨慎，对人才都做到充分的了解。他选拔人才的速度比较缓慢，惹得部分人议论，觉得他蠢笨。但只要是他选拔上来的人，大多数都非常称职。比如当时的吏部侍郎高孝基，为官机敏，同时还很清廉、谨慎。很多人却认为他平日里为人比较轻薄，不像是正经做事的人，因此都怀疑他不能久居此位。只有牛弘知道他真正的品行和才干，放心地重用他。后来高孝基负责科举，为朝廷招徕了不少人才，这时人们才佩服牛弘长远的眼光。

多读书、多学习、多思考，积累自身文化底蕴，腹有诗书气自华，到时候无须跳出来宣告自己有才，身边的人自然就能感受到。

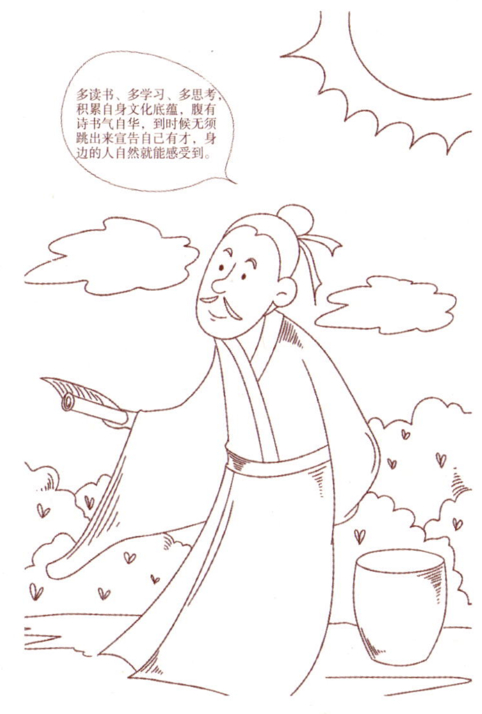

牛弘非常受隋文帝的信任，照理说荣华富贵享受不尽，但是他为人节俭，他的车居然是牛拉的，而非其他大臣的马车。他的衣裳都很简朴，甚至有些寒酸。他对待皇帝极尽礼节，对待属下十分仁爱，行动敏捷快速，但是说话比较迟钝，一点都不像个聪明人。

有一次，皇帝让他传达诏令。他走出去之后，愣了半天，一句话没说又退回来了，跟皇帝谢罪说："对不起，皇上，我脑子比较笨，把刚才诏令上的词句都忘记了。请皇上恕罪。"

其他大臣听到这番话都议论纷纷，说这么小的一件事情都做不好，肯定不聪明，皇帝居然还这么重用他！哪知隋文帝却说："传达诏令是小事，随便一个传旨太监都能做，这不是朝廷重臣的任务。你没有强行装聪明，很坦诚，我很喜欢。"

他性情宽厚，即使身居高位也不忘坚持学习。他知道自己不算是机敏之人，因此政务即使再繁杂，也手不释卷，努力从书本中吸取智慧。

隋朝有另外一个重臣，叫作杨素。他恃才傲物，看不起同朝为官的人，见到他们都是鼻孔朝天，但是看到牛弘时就会谦虚下来。他曾经感叹说："牛弘此人，他的才智我能达到，但是他隐藏自己才智装作愚笨的水平，我真是拍马也难追上。"老子所说的"大智若愚，大巧若拙，大辩若讷"，说的就是牛弘这种人。这句话是说，真正心灵手巧的人，很少自我炫耀、自卖自夸，有时候看起来似乎还很笨拙。在老子看来，真正灵巧优美的技术，应该符合自然之道，不违背自然的规律，不会加太多的修饰。真正聪明的人，也不会到处显露自己的才华，所以看起来反而有些笨拙。

大智若愚，大巧若拙，这不是刻意的做作，而是一种真正超然物外、物我两忘的至高境界。牛弘拥有充沛的人生智慧，根本没有必要去显示他的聪明才干，也不会患得患失装腔作势。就好比宣读诏令这件事，他大可以让别人把诏令取过来，他再照着念，这样就顾全了自己的脸面。但是他不把这件事放在心上，不认为这是丢脸，忘了就是忘了。如此坦率，如此耿直！而他的真实才干，隋文帝一直都记在心里，所以才更加欣赏、更加器重他。

我们一般人，难以达到这种高明的境界，但是可以学习这种境界。在工作生活中，没有必要去刻意显露自己的才华。有这份心思，不如多读书、多学习、多思考，积累自身文化底蕴。腹有诗书气自华，到时候无须跳出来宣告自己有才，身边的人自然就能感受到。

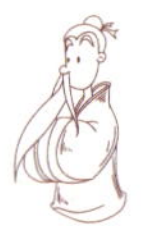

学会宠辱不惊

老子曾说，一般人在得宠和受辱时都会令自己失常，令自己惊恐，而胸怀坦荡的人不会太过计较利益得失，荣誉和侮辱都不会影响他的心态。这样的状态，叫作宠辱不惊。传世经典《菜根谭》也说过：“宠辱不惊，闲看庭前花开花落；去留无意，漫随天外云卷云舒。”

唐太宗时期，有一任丞相叫卢承庆。此人为官清廉，工作认真。在升为丞相之前，他曾在吏部任考功员外郎一职，主要负责考察官员。按照当时的考核标准，官员的成绩大概分为上、中、下三个级别，每个级别再细分上、中、下，一共九个层次。考核成绩直接关系着官员未来的升迁。

有一次，他考核一个负责监督运粮的官员，名叫安学。他了解到安学在运粮过程中，发生了翻船事件，许多粮食都掉落在河中，给朝廷造成了大量损失。所以，他给安学一个中下的成绩。他对安学说：“我是看在你既往兢兢业业的份上，才给你中下，不然以你这次的过失，要给你下下的成绩！”

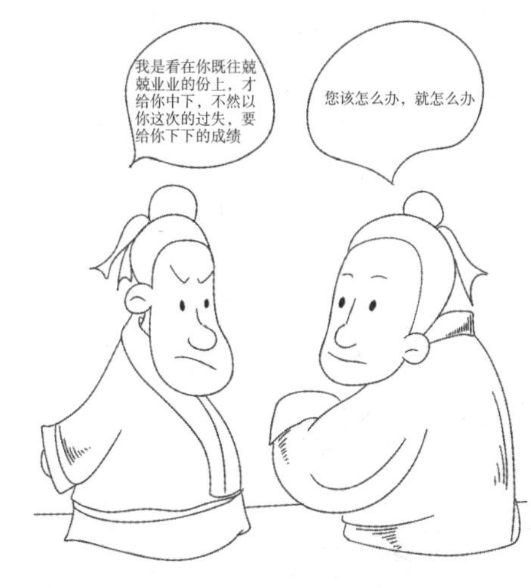

安学居然不着急，也不生气，谈笑自若，说：“您该怎么办，就怎么办。”

卢承庆心想：“我给他这么低的评价，他没有反驳，说明认识到了自己的错误，而且甘愿受罚，看来有责任心，干脆改成中中吧。”

考核成绩更改以后，安学还是云淡风轻的样子，一点高兴的意思都没透露出来。

卢承庆又想，无论是负面还是正面的改变，此人都能坦然面对，不简单啊！他继续调查，发现那次翻船是纯粹的意外，河上突然刮了大风，把船给吹翻了，并非安学管理不善，跟安学没有直接关系，他又把成绩改成了中上。

安学得知考核评分又升高了，还是没有特别高兴。卢承庆对他印象更好了，经过多方调查，发现他是个人才，于是大加提拔。

这就是宠辱不惊的典故。

其实卢承庆自己也是一个宠辱不惊的人。他觉得，官员

为国尽忠即可，无须太在意官职升迁。他当过尚书左丞和兵部侍郎等高官，因为总是实话实说，得罪了皇帝，被贬到外地。他倒是淡定，没有感觉到窝火。他在地方上认真履职，完成自己的分内之事，不因为被贬而整天怨天尤人。后来朝廷看到他在地方上的政绩，又把他调回京城当刑部尚书。这可是特别大的官，他也没有特别高兴，还是认认真真做事，没有因为身居高位而得意忘形。

像卢承庆和安学这类人，都是我们学习的榜样。我们付出了汗水，做出了业绩，如果受到嘉奖，这是我们应得的，但切莫沾沾自喜，而是要保持淡定从容，继续再接再厉，做出更好的业绩。当我们在工作生活中遭遇到挫折，犯下了错误，也不要从此灰心丧气自暴自弃，而是要在挫折中、在错误中反思，依旧保持良好的心态，争取克服困难，更正错误。

不以物喜，不以己悲。这种心境，需要经过大量的磨炼，非一朝一夕之功。我们都需要锻炼自己，从得之若惊、失之若惊，锻炼到得之欣然、失之淡然。

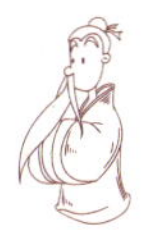

千里之行，始于足下

有一个年轻朋友经常向我抱怨，说他怀才不遇，一身才干却不受重视，整日做一些鸡毛蒜皮的小事，难以完成他心中的宏图大业。倘若我说他不该好高骛远，他反而会反驳：“燕雀安知鸿鹄之志哉！”

他记得“鸿鹄之志”，却忘记了老子说的至理名言：“合抱之木，生于毫末；九层之台，起于垒土；千里之行，始于足下。”意思无论是做人还是做事，都应该脚踏实地，一步一个脚印。万丈高楼平地起，不打好基础，其他都是妄言。

东汉时期，有个人叫陈藩。据说在十五岁的时候，他一个人住在一个院子里研读诗书。有一天，他父亲的一个朋友来看他，名叫薛勤。薛勤看到院子里杂草丛生、垃圾遍地，有些不高兴，于是教育陈藩，说：“你为什么不把自己的院子打扫一下？”

陈藩当即回答，说：“大丈夫处世，当扫除天下，一间小屋我就不扫了。”

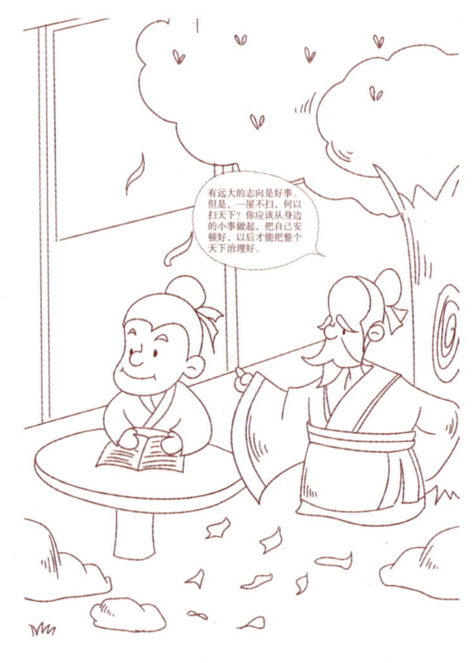

薛勤非常吃惊，觉得这小子虽然年少，但是志向如此远大！他在感叹之余，也劝诫陈藩，说：“有远大的志向是好事。但是，一屋不扫，何以扫天下？你应该从身边的小事做起，把自己安顿好，以后才能把整个天下治理好。”

当时的朝政比较混乱，外有外戚作乱，内有宦官弄权。陈藩立下“扫除天下”的宏愿，并非随口一提，而是用自己的一生来朝这个目标奋斗。

在汉朝，中国还没有科举制度，朝廷选拔官员靠“举孝廉”，谁的名声好，德行好，公认的学问大，朝廷就选拔他做官。陈藩听从薛勤的劝诫，认认真真读书，从身边人、身边事上吸取学问。二十出头，就被朝廷选用。

他曾经被安排到一个小地方做一个小小的县令，这跟他扫天下的宏图伟业相隔甚远，但是他没有掉以轻心，没有不把治理一县之地当作一回事，而是殚精竭虑整顿地方，教化民生，把这个县治理得井井有条，并且在任县令过程中积累了大量实际有用的工作经验。他在任期内政绩显著，没多久就被皇帝召回京城，任命为尚书。此后他无论官任何职，始终做好分内之事，同时心念天下。最终，他官至太傅，成为朝廷重臣。

身居高位之后，他开始努力实现“扫天下”的志愿。比如做到太尉时，皇帝宠信苏康、管霸两个宦官。两个宦官得势，不住排挤忠良大臣，许多忠臣都被害，群臣敢怒不敢言。陈藩在朝堂之上，坚决为被害官员申冤，痛斥宦官胡作非为。宦官痛恨陈藩，企图陷害他，但是因为顾忌他的名望太大而不敢动手。在朝纲崩乱之际，他勇敢地同位高权重的奸佞之臣做斗争，扫除奸党，不惜牺牲自己的性命。东汉动荡百余年而未灭亡，陈藩的功劳最大。

“千里之行，始于足下”“一屋不扫，何以扫天下”，这些话无论放在古今中外，都是真理。但是，我们千万不能走极端，不能只顾着“扫一屋”，为“扫一屋”的成绩沾沾自喜，却忘记了人应该有远大的志向。这两者并不矛盾，是相辅相成的。扫一屋，是扫天下的基础。扫天下，是扫一屋的目标。

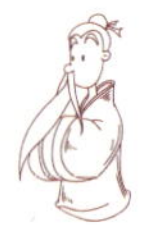

人贵有自知之明

春秋时期，楚国有一任君王叫作楚庄王，“一鸣惊人”的典故说的就是他。他经过多年的对内整顿和对外战争，把楚国治理得非常强大，成为春秋五霸之一。他亲自掌权后，首先灭掉了庸国，巩固了楚国在江汉流域地区的统治地位。楚庄王六年，他趁着宋国内乱，发兵攻打宋国，取得大捷，令楚国声威大震。楚庄王八年，他讨伐西北游牧部落陆浑戎，周天子派人犒劳楚君。楚庄王九年，他又消灭楚国世家大族若敖氏，树立了他绝对的权威……一连串的动作，令他成为如日中天的霸主。

有一段时间，他想攻打越国，他有这份自信。他知道庄子是个有智慧的人，于是来找庄子商量这场战事。

庄子问：“大王，你为什么要攻打越国呢？”

楚庄王不屑一顾，说：“因为越国朝政混乱，军队软弱。”

庄子劝诫说：“人的见识和人的眼睛一样。人的眼睛能看到百步之外的风景，却看不到自己的眉毛。大王能看到越国的情况，却看不清自己。您忘记了颍北之战吗？”

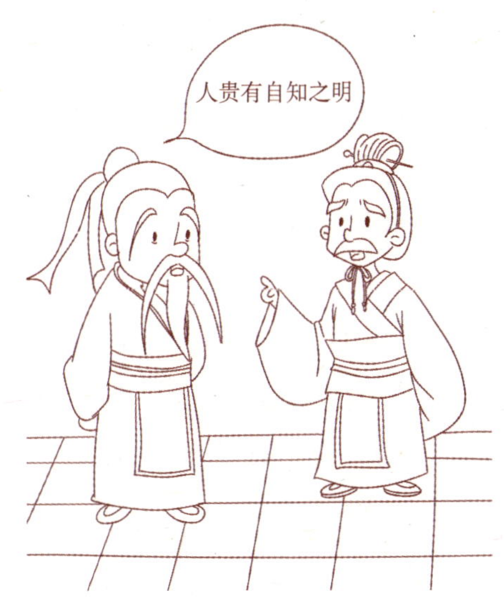

楚庄王说：“当然没有。”原来在楚庄王十五年，楚、晋两国爆发了颍北之战。楚庄王率兵攻打郑国，晋国出兵支援郑国，击败了楚庄王的御驾亲征。

庄子说：“大王的军队被晋国打败，丧失了数百里的国土，这说明我们楚国的军队还不是很强。楚国境内的大盗到处偷盗，官吏却无能为力，这说明楚国政事很混乱。大王说越国军队软弱、朝政不明，我们又能好到哪儿去呢？您现在去攻打越国，这样的智慧就跟眼睛看不到睫毛一样。”

楚庄王仔细分析，觉得庄子说得很对，就打消了攻打越国的念头。庄子说得没错，人们能迅速看清楚别人的优劣，却很难看清楚自己的长短，所以说人贵有自知之明。

自知之明，最早由老子提出。老子的原话是：“知人者智，自知者明”。意思是了解别人，叫作智慧；了解自己，叫作高明。后来演变为自知之明。在古希腊智慧神庙大门上也写着一句类似的箴言："认识你自己。"古希腊人把它奉为"神谕"，当作是最高智慧的象征。可见，自知之明有多么重要，甚至影响着整个人类的历史进程。

尺有所短，寸有所长。一个人能够认识到自己的长处和短处，知道自己的斤两，这样的人才是真正明智的人。儒、道两家有许多共通的地方，道家说"人贵有自知之明"，儒家说"吾日三省吾身"。古人都注重反省自己，认识自己，只有这样才能辨别是非对错。

也有人会说："我就是我自己，我怎么会不认识自己不了解自己呢？我才是最了解我的人。"其实不是这样，因为人看待分析自己时，难以做到客观的评判，总是会带着主观的印象。想公正地评判自己，还需要下许多苦功夫。

有时候，最不了解自己的人，往往就是自己。想做到拥有自知之明，是何等艰难！

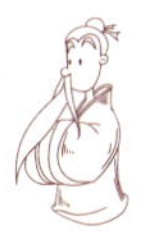

福祸相依是安慰，也是警醒

塞翁失马的故事人尽皆知，一个简单的故事道出一则事物发展变化的规律——福祸相依。

老子曾说：“祸兮福所倚，福兮祸所伏。”意思是福缘和灾难是相互依存、相因相生的关系。灾祸中酝酿着福缘，福缘中潜伏着灾祸。两者之间，没有太过明显的界限。我们在漫长的人生道路上，难免会遭遇到无数的挫折和低谷。丧失斗志时和出尽风头时，不妨都想想这句话。

红顶商人胡雪岩，一生传奇为人津津乐道。

他幼年时，家境贫困，以帮人放牛为生，十二岁时，父亲病逝。对于一个孩子来说，这样的命运未免太过苦痛。但是他没有就此沉沦，而是在办完丧事后选择外出闯荡，先后在粮行、钱庄等店铺当学徒，从扫地、倒尿壶做起。他的勤劳肯干，得到了钱庄老板的赏识，把他当作亲儿子一般，临死前把所有钱财都托付给他。他时来运转，迈出成功的第一步。

之后，胡雪岩认识了“候补浙江盐大使”王有龄，两人相见恨晚，互为知己。一人在官场，一人在商场，互相帮助。胡雪岩就此扶摇直上，飞黄腾达。然而胡雪岩的好运没有持续太久。太平军攻打杭州，王有龄丢失城池，自缢身亡。胡雪岩失去了靠山，而且要承受战乱造成的巨大动荡，这对他来说是两个巨大的打击，极有可能一蹶不振。但是他没有自暴自弃，而是积极谋发展。在王有龄死之前，他被委托办粮械、综理漕运等重任，在王有龄死后，他继续全力以赴执行这些任务。凭借出色的表现，他获得了湖广总督左宗棠的赏识，继续主持杭州城解围之后的善后事宜和浙江全省钱粮军饷大事。

此后，他依靠左宗棠，以亦官亦商的身份奔走于宁波、上海等地，在短短几年里积累家产千万，创建商号无数，并且创建著名药店“胡庆余堂”，利用赚取的钱财给广大的平民百姓赠送药材，救人无数。他成为当时中国首富，而且帮助左宗棠收复新疆，成为二品大员，可谓走上了人生巅峰。

但是，祸根也埋下了。

当时清朝有两大重臣，一个是左宗棠，一个是李鸿章，两人明争暗斗不断。李鸿章发现左宗棠能立下如此多的功劳，离不开胡雪岩的帮助，于是采用诸多政治和商业手段对付胡雪岩，设下了诸多陷阱。胡雪岩春风得意好多年，危机意识没有当初那么浓厚，逐渐落入算计。福无双至，祸不单行，中法战争爆发，欧洲金融危机影响到中国，胡雪岩损失惨重。朝廷决定对胡雪岩下手，查封胡雪岩的财产用来抵债。

胡雪岩被解除官职，资产被封，盛极而衰，一夜之间，沦为赤贫，左宗棠也保不住他了。第二年，左宗棠病逝，胡雪岩也在贫恨交加中郁郁而终。

胡雪岩在青少年最困难的时候，迎来了人生转机。在最辉煌的时候，又遭遇到重大挫折。在王有龄死后遇到了左宗棠，依仗左宗棠的庇护成为中国首富。在站在荣誉之巅时，又因为牵扯到左宗棠的朝堂之争而轰然倒塌。这就是福祸相依。

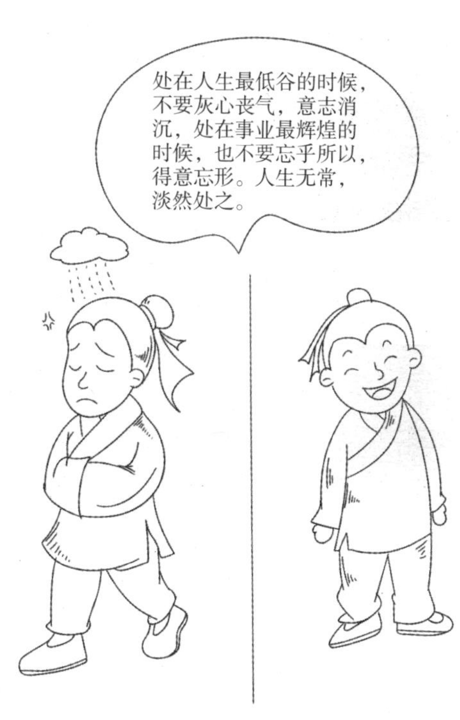

坏事情可能导致好的结果，好事情也可能引出坏的发展。老子的这番言论是在告诉我们，处在人生最低谷的时候，不要灰心丧气，意志消沉；处在事业最辉煌的时候，也不要

忘乎所以，得意忘形。人生无常，淡然处之。当我们在走上坡路的时候，需要低着头看路。当我们在走下坡路的时候，需要昂首挺胸看天。

这体现了老子“无为”的思想。无为不是无所作为、毫无行为，而是要顺应自然，不要妄为，也不能指望天上掉馅儿饼。世间诸事，有所为，有所不为。得意的时候多反思，失意的时候多努力，这样才能调整好自己的心态。

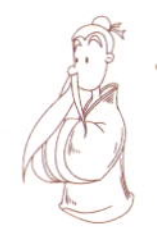

君子自强不息

清华大学的校训广为人知，即“自强不息，厚德载物”。它源自于《周易》的两句话：“天行健，君子以自强不息；地势坤，君子以厚德载物。”意思是君子处在人世上，应该像天空一样，追求自我进步，发愤图强，永不停息，即使颠沛流离，也不屈不挠。同时也要像大地一样厚实，培养自身美德，容载万物。

提起自强不息，我国历史上有数不清的榜样，其中范仲淹乃是榜样中的榜样。

范仲淹出生的第二年，他的父亲就因病去世。父亲虽然是个官，但是为官清廉，没有留下任何财产。他的母亲贫困交加，孤苦无依，只好抱着范仲淹改嫁给了一个朱姓男子。范仲淹也改了姓，叫作朱说（这里读“悦”）。

四岁的时候，他跟着继父搬家。从这个时候起，他就立志做出一番事业来。当时他在醴泉寺启蒙读书。因为家境贫寒，没多少吃食，于是每晚用两升小米煮成粥，放上一夜。到了第二天，小米粥凝固了，他再用刀把粥切成四块，早晚各吃两块，偶尔有点腌菜配着吃，这样勉强能填饱肚子。可见其求学之艰辛！

成年后，他知道了自己的悲惨身世，伤感不已，再次发誓建功立业，光宗耀祖，用以恢复祖姓。他含泪辞别母亲，前往应天府求学，拜戚同文为师。戚同文是当时著名的教育家和藏书家，在戚同文的教育下，他渐渐博通儒家经典要义，培养出兼济天下的伟大抱负。但是他家依然很穷，没有东西吃，只能喝稀粥度日。冬天看书看得疲倦了，就用冷水洗脸。这样困苦的生活，一般人都难以忍受，但是范仲淹从来不叫苦叫累。

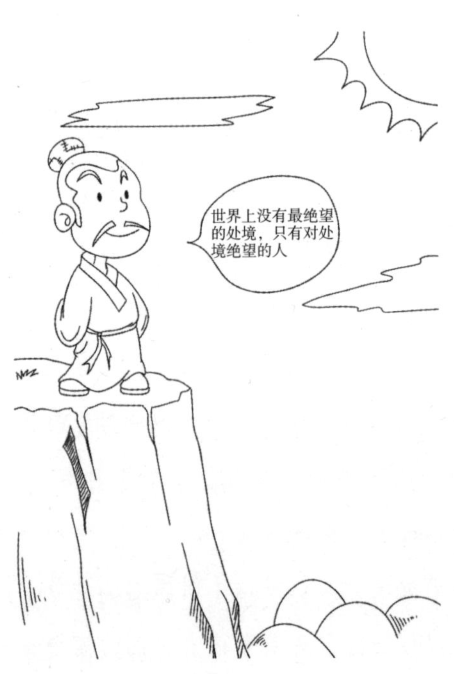

经过二十年的寒窗苦读，他终于学有所成，用朱说的名字中了进士，入朝为官，官居九品。因为有了朝廷俸禄，足够养活自己，于是把母亲接过来奉养。两年后，他因功升迁，这时他才恢复范仲淹的本名。

然而，这不是意味着范仲淹从此扬帆起航，而是有更多的困难在等着他。

他在任苏州知州时，因为秉公直言而屡遭贬斥。当时西夏对宋朝西北边疆造成诸多威胁，他便和韩琦共任陕西经略安抚招讨副使，负责西北边关的军防工作，吃了无数西北风沙。几年后，他出任参知政事，相当于副宰相。他为了壮大宋朝国力，发起了“庆历新政”，进行了诸多改革。在执行过程中，他得罪了大量的利益团体。很快，新政受挫，他被贬出京。在被安排到颍州为官时，他抱病上任，在上任途中逝世。

他一生中经历如此多的磨难，但始终自强不息。在西北抵挡西夏时，他爱护士兵，治军有方，诚恳接纳各方归附羌民，西夏军队不敢轻易来犯。他在主持庆历新政时，澄清吏治、改革科举、整修武备、减免徭役、发展农业生产等，新政实施短短几个月，就让宋朝局面焕然一新，并且间接引发了之后的王安石变法。

人生不如意者，十之八九。没有谁的人生会一帆风顺，总会碰到许多崎岖坎坷。唐僧西天取经要遭遇九九八十一难，我们人生在世，遭遇到的磨难可能远远不止八十一个。

有的人能够在逆境中重生，有的人却在泥泞中倒下，区别就在于是否做到了“自强不息”四个字。自暴自弃破罐子破摔的人，一辈子都爬不起来，没有谁帮助他们。而一旦用无畏艰险、自强不息的精神武装自己，那么生活上的困难，工作上的压力，家庭中的烦恼，精神上的愁闷，都不会真正击倒我们。

什么叫自强不息？

从失败中卷土重来，在眼泪中绽放微笑，处在最低谷时抬头仰望天空，这就是自强不息。

世界上没有最绝望的处境，只有对处境绝望的人。就好比范仲淹一样，他呕心沥血的新政被毁，但是没有放弃，依旧心忧天下苍生，为民请命。在被贬期间，他站在岳阳楼上说出千古名言：先天下之忧而忧，后天下之乐而乐！

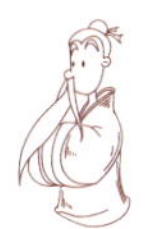

做人做事，善始善终

生活中有“万事开头难”的说法，却没有“万事结尾难”的讲究。一件事的开头固然重要，结尾也很重要，我们需要全程认真，这样才能达到尽善尽美。其实，古人早就提出结尾的重要性，比如妇孺皆知的成语：为山九仞，功亏一篑。

战国时期，燕国和齐国是世仇。燕国弱小，齐国却很强大，南边战胜了楚国，西边打败了魏国和赵国，征服了许多土地。齐国君王齐湣王骄傲自大起来，整日胡作非为，导致民怨四起。燕昭王又招揽到军事天才乐毅，认为攻打齐国的机会来了，就和乐毅商量此事。

乐毅说：“齐国虽然有所动荡，但是地广人多，国力强盛，不可能轻易打败它，必须要联合楚国、赵国、魏国一起攻打。”

燕昭王同意，派乐毅去游说赵国，派别的大臣联合楚国、魏国。这些国家也非常忌惮齐国的强大，于是组成联军，共同征讨齐国。联军一致同意乐毅当统领，于是乐毅率领诸国联军攻打齐国，齐湣王亲率大军应敌。两军交战，乐毅用兵如神，击败了齐军主力，齐湣王一逃再逃。

乐毅乘胜追击，连战连胜。他在齐国作战五年，攻占齐国城市七十多座，到最后只剩下莒县和即墨两座城没有打下来。联军得了好处，慢慢退散，最后剩下燕军。

乐毅认为虽然通过武力攻占了这么多城市，但是不得民心，随时可能后院起火，到时候极难扑灭，就算他一鼓作气打下莒县、即墨，攻占整个齐国，也无法真正占领，并且莒县、即墨相当难打。于是他对莒县、即墨围而不攻，对已占领的地区减赋税，废苛政，优待地方名流，安抚人心，打算从根本上瓦解齐国。所有人都认为针对齐国的战争已经胜利了。

燕昭王没等到占领整个齐国的这一天，因为他病死了。太子继位，乃燕惠王。燕惠王当太子的时候对乐毅就有所不满，上任后又中了齐国田单的反间计，召回乐毅，派大将骑劫去当主将。乐毅知道燕惠王猜忌自己，已经动了杀心，于是不敢回国，只好逃到赵国去。

骑劫攻打莒县和即墨，发现并不好攻打，因为这两座城市的军民视死如归，十分凶悍，不过他没怎么放在心上。没多久，骑劫中了田单的连环计。田单采用诸多计谋，诸如贿赂、诈降，让骑劫掉以轻心，燕军上下十分松懈。他见时机成熟，就集中一千多头牛，牛角上绑上利刃，尾巴绑着浸了火油的芦苇，身披五彩龙纹外衣，在一个晚上点燃牛尾芦苇，一千多头牛负痛狂奔，五千齐国勇士紧跟其后。燕军陡然看到火牛阵，惊慌失措，被杀得措手不及，互相踩踏，死伤无数，主将骑劫死于乱军之中。这次轮到田单乘胜追击，连续收复七十多座城池。

燕国本来可以彻底占领齐国，但是在最后一步没有认真对待，导致溃败，最终输了整个战争。

而我们在实际生活工作过程中何尝不会犯这种错误？在完成一项重要的任务时，做了大量的准备，废寝忘食，通宵达旦，完成了任务的99%。只剩收尾工作时，就飘飘然起来。在这种时候，可能一个小小的错误就会导致一切努力都付诸流水。

大家都欣赏过高空走钢索的表演。这种表演如果失败，往往都是失败在最后一步。因为演员的身心都放松了下来，以为任务十拿九稳，没想到因为最后轻微的疏忽而坠落下来。

在某些时刻，善终比善始需要更多的恒心和耐力，需要更坚定的思想和信念。

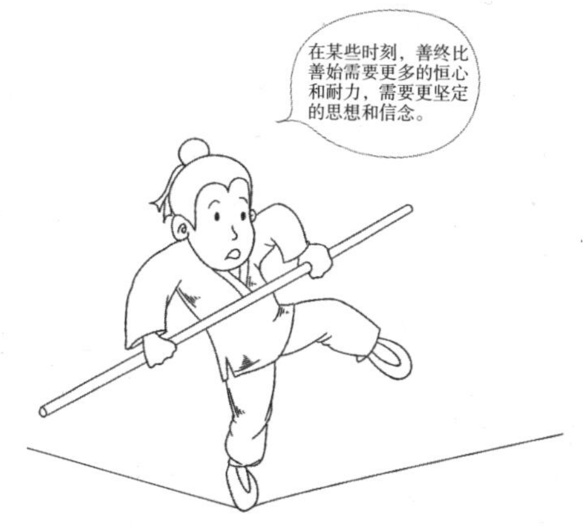

就好像唐玄宗开创了开元盛世，令大唐无比强大，却在晚年时昏庸，导致安史之乱，大唐从此江河日下。无数前车之鉴告诉我们，要始终不忘初心，坚守初心，这样才能善始善终。

行百里者半九十。千万不要在最后的关头掉链子，别让自己扼腕长叹。

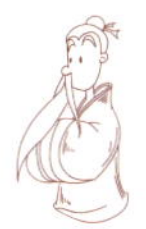

最艰难的时候，咬牙顶住

我们处于人生最低谷时，不要太悲观，而要保持乐观心态，下一步无论朝哪儿走都是上升。《周易》里有一句话，叫作“否极泰来”！

汉光武帝刘秀，就是否极泰来的最好例证。他父亲是一个小小的县令，待他长到九岁的时候，父亲就去世了，他和兄妹只好去投靠叔父。当时王莽篡汉，盲目改革，导致天下烽烟四起，无数人揭竿起义，刘秀也参加了起义。他太穷，没有马骑，只能骑牛打仗，因此别人喊他牛背将军。

起义军拥立西汉宗室刘玄为更始帝，以昆阳为根据地对抗王莽。王莽率四十二万大军扑向昆阳，企图在这里将起义军一举消灭。而守军只有区区一万人，许多将领都打算弃城逃跑。刘秀却不愿意跑，他认为起义军本来力量薄弱，合力抵挡才是正途，倘若分散，肯定会被各个击破，因此坚持固守昆阳。王莽大军来得太快，把昆阳围得水泄不通，大家想跑也没地方跑了，见刘秀最有胆识，就请刘秀统领守军。

刘秀分析形势，发现从宛城申请援兵才是唯一的取胜之道，但是昆阳被四十二万大军包围，想跑出去实在是九死一生。他自告奋勇，组织敢死队，从昆阳突围，请大将王凤组织防务。

这一天晚上，刘秀率领十三个骑兵，趁着夜色突围，差点死在乱军之中。守城之战打得极为艰苦，昆阳城坚守多日而岿然不动。在战事胶着之际，刘秀请来了援军，趁着王莽大军松懈之际偷袭，王莽军一溃千里！

他携着昆阳之战的胜利之威，南下攻城略地，攻无不克，战无不胜！正要大放异彩时，他连续收到两个噩耗：两个哥哥都被更始帝杀了。因为他们一家人立下太大功劳，更始帝非常忌惮。两个哥哥被杀，他的心灵震荡可想而知，他本人也危在旦夕。他不想受更始帝猜忌，便强忍悲伤，悲愤不形于色，主动回去找更始帝谢罪。大哥的部下想请他为大哥申冤，他也只能忍心不相见。

他跪在更始帝面前，生死就在一瞬间。所有的厄运都已降临在他身上，只要更始帝一动手指，他就有可能死于刀斧之下。相对而言，这比昆阳突围更加凶险。

然而，否极泰来。

他没有表述自己的昆阳之功，反而谴责两位兄长以下犯上，目无尊卑，说他也犯下诸多过错。更始帝见刘秀如此谦恭，倒是有些惭愧，因为刘秀三兄弟毕竟立了大功，不是他们三人，他的帝位早就不保。他良心发现，没有杀害刘秀，反而封刘秀为武信侯。此后，刘秀如鱼得水，所向披靡，推翻了王莽统治，创建新国家，中兴汉室。

他最凄惨、最落魄、最危险的时光熬过去了，便迎来了最辉煌、最荣耀、最璀璨的人生。物极必反，事物发展到极端时，就会向相反的方向转化。厄运走到了尽头，好运就快来了。

山重水复疑无路，柳暗花明又一村，说的就是这个道理。这些话是在激励我们、鼓舞我们，要正确认识形势的变化，越是困难的时候，越是要往好的方向去想，越要朝着光明去奋斗。

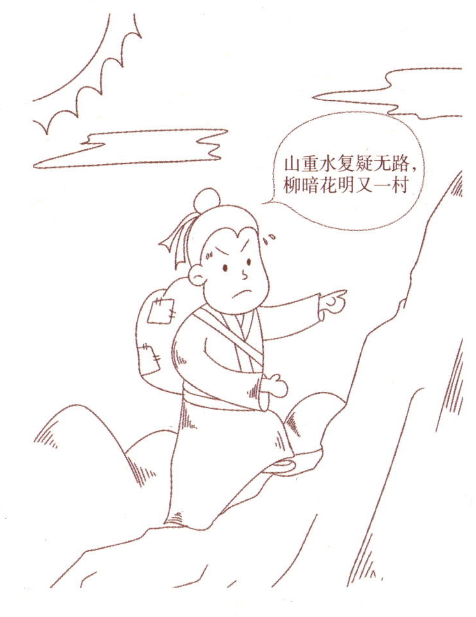

但是，我们不能干坐着等运气好转，而是要主动地积极地去努力改变这个现状。刘秀困在昆阳城时，不是祈祷上天发洪水淹死王莽大军，而是主动突围寻找生机。他在更始帝面前“人为刀俎我为鱼肉”时，不是坐以待毙，而是积极地表现自己赢得更始帝的好感。

有的企业家创业失败欠债无数，却努力奋斗，东山再起。有的年轻朋友感情遭遇挫折，却了无生趣，寻死觅活，这时候不妨想想刘秀。我们过得再惨，也惨不过随时会被砍头吧？

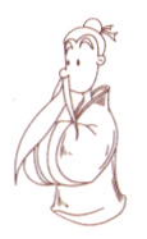

有想法真好

《道德经》中有一句话，叫作“绝圣弃智”，意思是人们要把头脑中的权威概念消灭掉，不要迷信权威，同时也要抛弃自以为正确的主观见解，不要自以为是。

陈景润是我国著名数学家，刚刚毕业的他默默无闻，在厦门大学图书馆工作，因为热爱数学，所以把所有的业余时间都用来钻研数学著作。其中，他苦读无数遍的书籍就是数学家华罗庚的《堆垒素数论》。

华罗庚的名声可谓是如日中天，妇孺皆知，乃是中国数学界的大宗师。有一天深夜，陈景润在钻研这本书中的“它利问题”时，发现了一处非常细微且不易察觉的错误，顿时如遭雷击，华罗庚这么大的数学家也会出错？他不敢相信自己的判断。当晚，他彻夜未眠，在稿纸上反复推导演算，终于确信自己的正确，并且能找出解决问题的方法。于是他赶写了一篇论文寄给华罗庚，并且附上一封信。

他在信里说："明珠上的灰尘，我愿意帮您拭去。"他把华罗庚在数学上的成就比作明珠，把那处小小的错误比作灰尘，可见他对华罗庚的尊重和他自己的谦虚。

华罗庚阅读完陈景润的论文和来信后，拍案叫绝："太好了！"原来他的《堆垒素数论》发表以来，经过了中外无数数学家和行家的阅读探讨，他听到的都是人们的溢美之词，从来没有人给他指出过错误。没想到，一个才二十岁出头的年轻人能够提出如此独到的见解，令他不由得喜出望外！他没有故步自封，没有认为自己是数学帝国的国王，而是虚心阅读陈景润的文章，发现了自己的不足之处。

1956年，中国科学院数学研究所在北京召开一次全国性质的数学研讨会。华罗庚是当时的研究所所长。他走上讲台，没有发表演讲和谈话，而是向大家宣读陈景润的论文，宣布陈景润对他的《堆垒素数论》提出了弥补和改进。此后，华罗庚将陈景润调入数学研究所，一起在数学的海洋遨游。

后来，人们惊叹于陈景润不迷信权威的勇气和在数学上的努力，也钦佩华罗庚的虚怀若谷和求贤若渴。两个人的相遇相知成为一时美谈，他们各自诠释了"绝圣"和"弃智"的概念。

绝圣不是说把圣人都杀了，而是把迷信权威的思想消灭掉。权威不可能永远保持百分百的正确率，也有犯错的时候。在某些时候，权威的概念反而会阻碍人们对世界的客观

认识。时代在进步，古代圣人的学识观点不一定符合今天的实际，昨天的权威观念不一定完全适合今天的发展，实践才是检验真理的唯一标准。

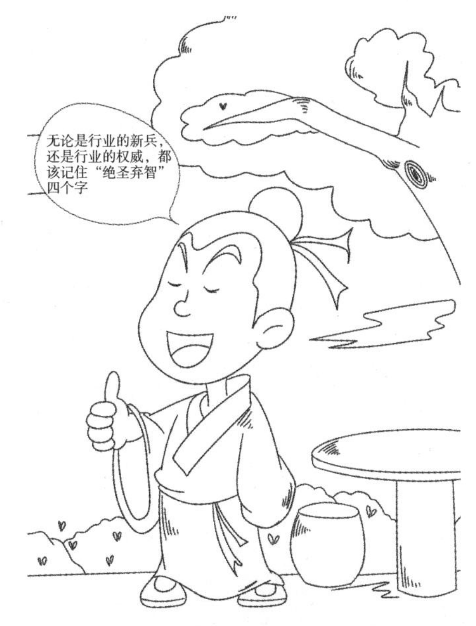

弃智也不是说要放弃自己的智慧和观点，而是要放弃自作聪明，放弃自以为是，要透过现象看本质，从根本上去考虑问题，要实事求是。同样，在发现自己或者他人的错误时，要认真思考，理性对待。人非圣贤，孰能无过？

我们在工作生活中，会产生对权威理论的怀疑，也会产生对自己能力的固执，这时候就应该打开思路，换个角度看待问题。权威会出错，我们也会出错。无论是行业的新兵，还是行业的权威，都该记住“绝圣弃智”四个字。不断地学习思考，才能降低思维惯性，减少思维惰性。

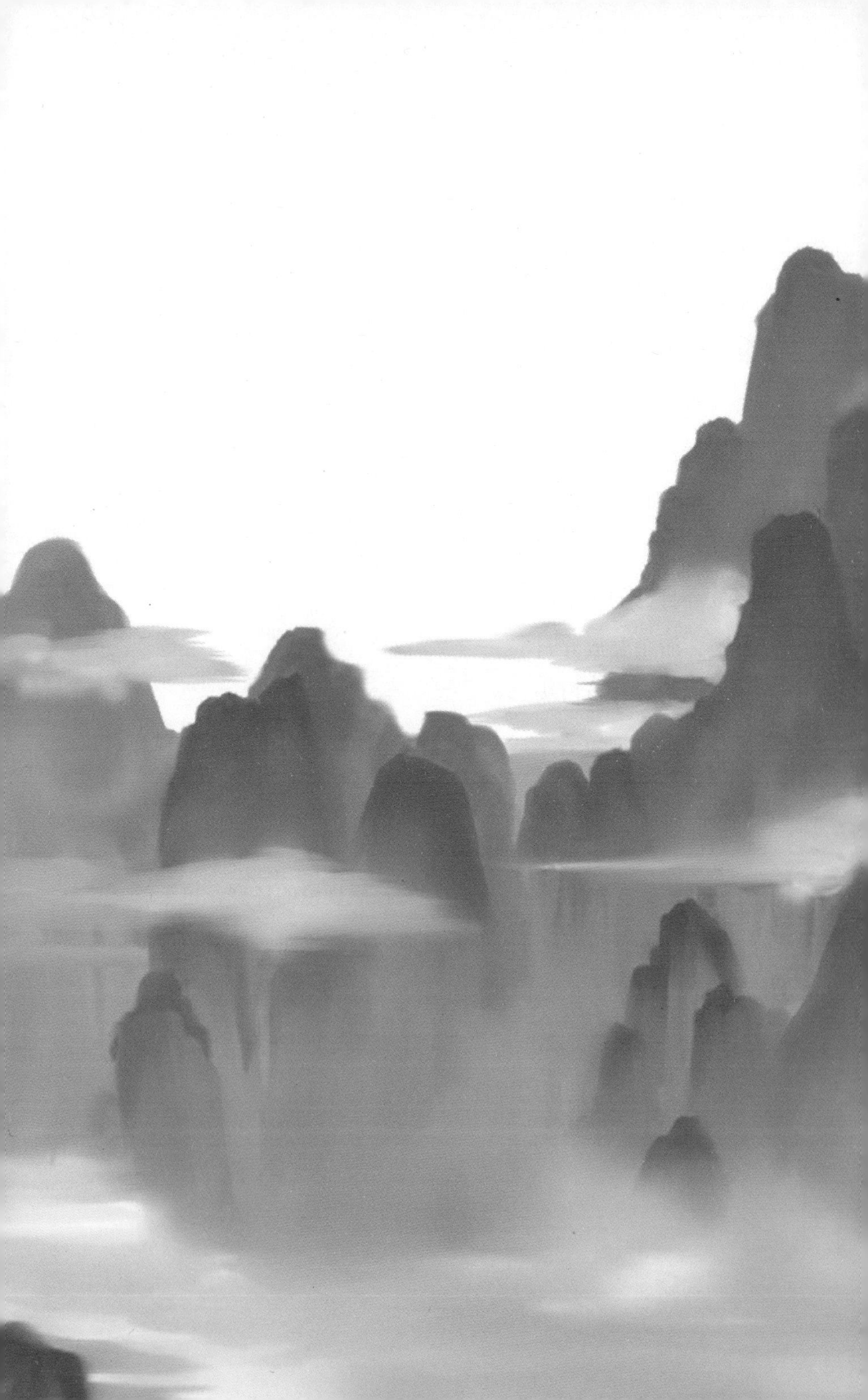

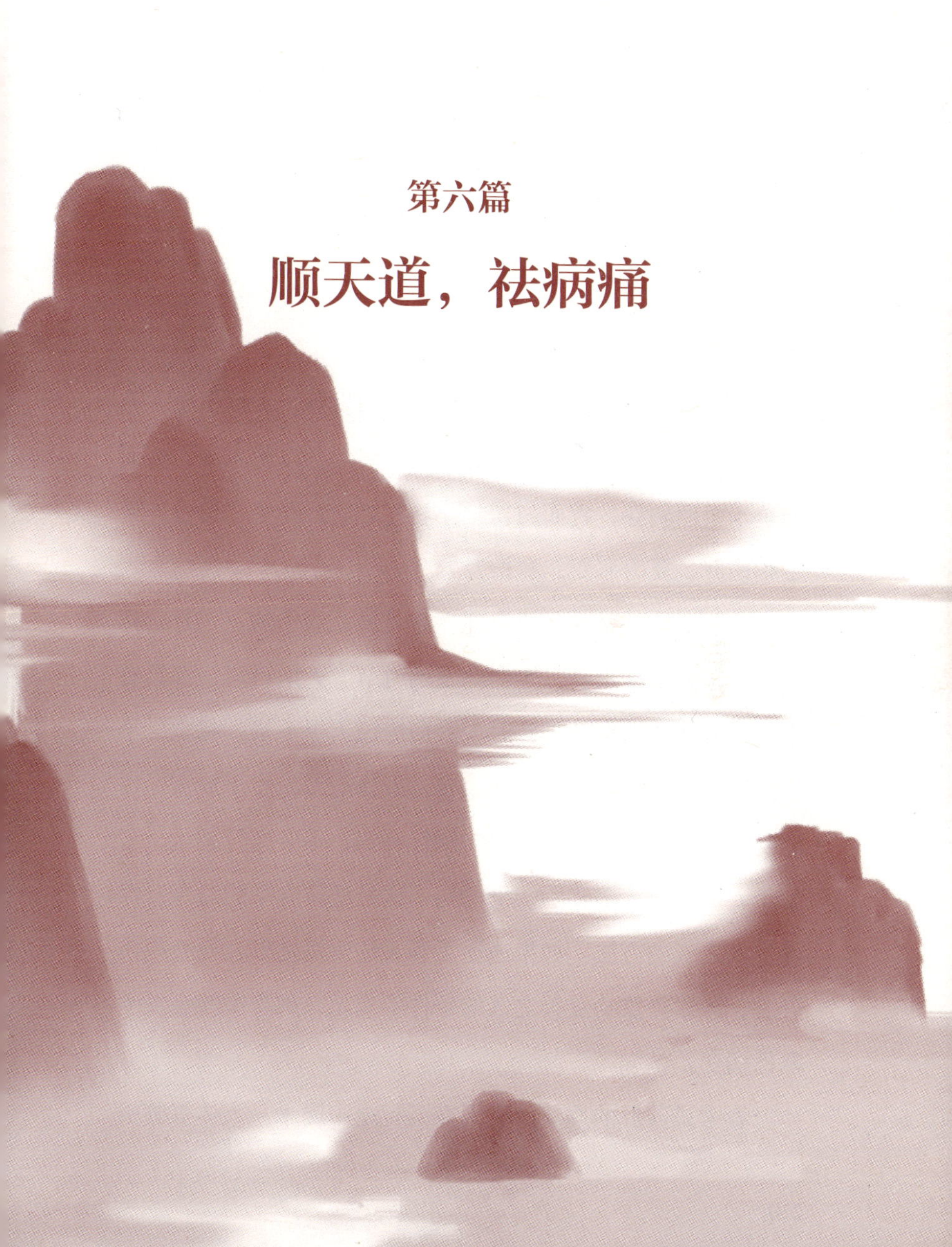

第六篇

顺天道，祛病痛

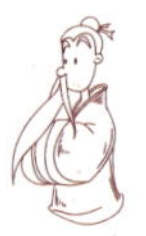

春季应如何养生

《黄帝内经》有云："春三月，此谓发陈，天地俱生，万物以荣，夜卧早起，广步于庭，被发缓形，以使志生，生而勿杀，予而勿夺，赏而勿罚，此春气之应，养生之道也。逆之则伤肝，夏为寒变，奉长者少。"

这段话讲的是什么意思呢？它是说，春季的三个月，称作发陈，是推陈出新，生命萌发的时节。天地自然，都具有生气，万物欣欣向荣。此时，人们应该天黑下来就睡觉，早一点起床，散开头发，解开衣带，形体舒缓，步子放宽，在庭院中走一走，让精神愉快，胸怀开畅，不要滥行杀生，多赠予，少争夺，多奖励，少惩罚，这是适应春季的时令，保养生发之气的方法。如果违逆了春天的生发之气，便会损伤肝脏，导致提供给夏长之气的条件不充足，到夏季就会发生寒性病变。

春季是养肝的季节，春天在五行之中属木，人体五脏中的肝也属木，因此春气通肝。春天的时候，肝气旺盛升发，中医上讲，春天是肝旺的季节。因此，春季养生应注重对肝的调理，其实《黄帝内经》上讲得很简单，就是保持良好的生活习惯，不要生气，顺应肝气的生发就可以了。

其实这里面的许多东西都很容易做到，就是有一点不太容易——不要生气，保持愉悦乐观的心理状态。我们常讲，养身之道，根本在于养心，养心之道呢，许多时候又在于心理的调节。怎样调节内心呢？相信每个人都有很多办法。逛逛街，看看风景，到开阔的地方转转；把要做的事情提前做好，这样就不会出现临时的慌张；遇到事情的时候冷静平和地处理，不要乱了情绪。这些都是养心的方法。

每到春天的时候，我都会按照《黄帝内经》上面的要求去做，有的时候还会看一些能让人开心的东西，笑一笑更促进肝气的生发，开心的同时又照顾到了健康，觉得很好。

除了保持愉悦的心情，作息规律之外，抽烟喝酒的朋友也要注意，毕竟这两样东西都是很伤肝的。另外在饮食上，天然原味的绿色青菜有利于肝脏，中医讲："肝主青色，青色入肝经。"可见青色的食物可以起到养肝的作用。另外，还要少食辛辣刺激性的东西。大鱼大肉会加重肝脏的代谢负担，容易伤到肝气，而清淡的食物就容易代谢一些，不仅减轻了肝脏的负担，也减轻了脾脏的负担，这样营养物质就很容易被人体利用。可以食用一些谷物类的东西，比方说小米粥、大米饭、馒头、青菜包子等。当然，红枣、桂圆、栗子、核桃等也可以食用一些，对身体的调养都是很有益的。

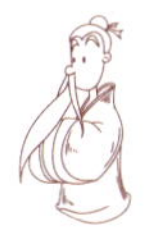

人间六月是火窟

每年的六、七、八这三个月都是天气最热的时候，感觉世间就像一个火窟，让人无处可躲。由于天热的原因，许多人会在身体方面出现许多问题。在此，我提出一些建议，来纠正一下夏季错误的生活习惯，以达到顺利度过夏季的目的。

第一，中医认为“夏气与心气相通”“汗为心液”。夏季气温相对较高，加上雨水充足，湿气较重，人体容易出汗，汗多易伤心阳，这样就会增加心脏的负担，所以我们养阳的重点是要养心。有一句话叫作“阳气者，烦劳则张”，它的意思是说，烦躁和劳碌都会导致人体阳气往外耗散。那么夏季本身心脏负担就比较重，容易出现心阳不足的情况，再加上情绪烦躁，就更容易导致心阳不足了，严重的甚至会导致晕厥。那么，养心阳的关键，一个是要避暑，尽量只在早上和晚上天气比较凉快的时候再外出活动，因为气温越高，人体阳气耗散就越快。另外一个就是，夏季穿衣一定要宽松，通风透气。现在的人，夏天仍然穿一个厚厚的牛仔裤，上身则是绵质短袖，这样的着装不利于散热，出了汗衣服就粘在身上，心里不烦躁才怪呢。丝绸就很好，质地轻盈，通风透气，即使粘在皮肤上也不会觉得不舒服。还有就是注意多休息，少劳碌，因为阳气烦劳则张嘛。晚上早点睡，由于天热，人往往晚上睡得晚，要改掉这个坏习惯，早点入睡。中午的时候可以午休半个小时，对养心阳非常有帮助。

第二就是避免寒凉，这个寒凉有两方面可讲，一个是饮食，一个是环境。夏季天热，人们往往通过吃一些生冷寒凉的东西来降温，比如说老生常谈的西瓜、黄瓜、雪糕、啤酒，或者凉皮、凉面等，这些东西吃在肚子里，人体是感觉舒服了，却伤了脾阳，生了内寒，对身体很不好，所以尽量不要吃生冷寒凉之类的东西，如果吃，可以少吃一点，以顾护脾脏阳气。再一个就是空调、冷水澡等。外面天气比较热，房间里面空调温度比较低，这样进进出出就会把寒气一层层锁在体内，空调温度尽量调到二十七八摄氏度以上，这样的话，人体才不会受寒气侵袭。冷水澡也是一样道理，洗澡时可用温水，不宜用冷水。

这些问题都是夏季养生的要点，不可马虎。

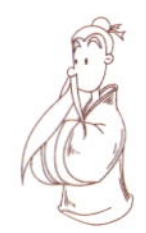

冬日火炉，做一道山药土鸡汤

白居易的诗《问刘十九》：“绿蚁新醅酒，红泥小火炉。晚来天欲雪，能饮一杯无？”养身之道，根本在于养心，白居易是不是会养身又会养心？从这首诗里面来看是肯定的，他对他的朋友说他家有小火炉，可以温新酿的米酒，外面的天要黑了，似乎要下雪，可以留下来陪他喝一杯吗？

我们可以联想一下，这应该是一个冬日傍晚的画面，有酒，有火，也许还有别样的热菜，有朋友，外面天很冷，要下雪了，和朋友一起喝喝米酒说说话，吃吃美食，排遣孤独和寂寞，这是一件多么惬意的事情啊。不过，我们中医并不是很提倡喝酒，米酒的话，虽然度数比较低，但是到底来讲，它对身体还是有一定伤害的。

冬天这个季节，天气比较寒冷，特别是下雪的时候，人待在房间里面无事可做。如果能够向白居易学习，叫上一些朋友，准备一些热菜，大家一起说说话，吃吃东西，既散了心，又温暖了感情，不失为调理身心的一个好办法。人生便是如此，一点快乐，一点热闹，健健康康的，比什么都好。

那么，在这里给大家推荐一道菜，冬天的时候可以用得上，做法也很简单，相信很多朋友也很喜欢吃，可以为冬日招待朋友增色不少，它的名字叫作山药土鸡汤。

做法很简单，活鸡一只，处理干净后切成块儿，和调料一起下锅，如果有干山楂的话，可以放进去一把，这样肉容易炖得烂，另外山楂有开胃健脾的功效，有利于消化。等肉煮到七八分烂的时候，放入事先切好的山药，煮熟后加入盐等调味料即可食用。

中医认为，鸡肉有温中益气、补虚填精、健脾胃、活血脉、强筋骨的功效。对营养不良、畏寒怕冷、乏力疲劳、月经不调、贫血、虚弱等有很好的食疗作用。山药呢，归脾、肺、肾经，对脾、肺、肾都有滋补作用。关键有一点，它是平补之药，可以适应不同人群的需求。

冬日的火炉，让冬天不再寒冷，内心不再寂寞，养心又养身，小食疗方可以试试看。

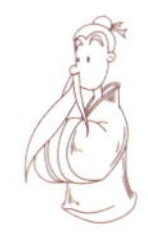

一种热饮，黑芝麻糊

在刮风下雨的时候，可以喝一点热饮，黑芝麻糊是一个不错的选择。当浓浓的香味随着袅袅的热气散发出来的时候，不由得就会感觉生活多了一份温暖，多了一份甜美，双手捧杯看看外面的风雨飘摇，更有一种稳定和谐的感觉从心头升起，不觉就引出了满足的笑容。我小的时候，社会经济还不发达，不像现在，物质极大地丰富了人们的生活。那时家里也比较穷，可是穷归穷，母亲对我的疼爱却不曾少了半分，总是会想办法做一些好吃的东西。母亲做的芝麻糊，对我来说就是一种从心灵到口腹的完美享受。

她先将芝麻的杂质都捡出去，这可是一个比较细心的活儿。里面比较轻质的东西用嘴轻轻一吹就飘走了，如碎芝麻叶、草叶什么的。比较重一点的有小石子、小土块等，像这样的就要一点一点拣了，我每次都搬个凳子坐在母亲的身边，看她摆弄这些东西，心里面就会有一点点的喜悦和激动，没有哪个小孩不向往美食的。等把杂质都拣出去以后，就是下水淘洗了，往往会洗两三遍，中间再轻轻用手揉搓，以便把脏东西都洗掉。洗干净以后，把水放掉，晾干备用。另一样配料是大米，同样也是拣去杂质，下水洗，晾干。

然后是炒，用很小的火把锅烧热，倒入芝麻，轻轻翻炒，炒熟后倒出来再炒大米，大米的颗粒相对大一点，用火可以稍微大一点，炒熟后倒出来。

接下来是杵碎。我家里有一个石臼，把芝麻倒入里面不停地捣，直到细碎；捣碎后取出来，再把炒好的大米也捣碎，然后取出，把芝麻粉与大米粉以 2∶1 的比例混合即可。吃的时候舀上两三勺，加一点白糖，冲入滚烫的开水，勺子不停地搅拌，直到均匀，一股浓浓的甜香飘满整个房间……每当这个时候，我的脸上总是挂满了幸福的笑容。

黑芝麻是一种药食同源的食材，它味甘、性平，归肝、肾、大肠经，具有补肝肾、润五脏、益气力、润肠燥的功效，对于治疗眩晕、眼花、视物不清、腰酸腿软、耳鸣耳聋、发枯发落、头发早白均有特效。药王孙思邈之所以长寿，和其晚年常吃晒干的黑芝麻有分不开的关系。黑芝麻糊作为一种年代久远的饮品，给人们带来情怀、带来快乐的同时，也带来了健康，可以经常喝一点。

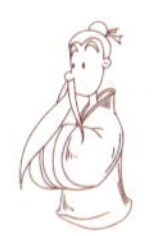

吃水果有学问

现在交通非常便利，飞机、轮船、高铁、地铁、轻轨、汽车，等等。交通便利的同时，也促进了世界文化和物质的交流。比如说水果，在我年轻的时代，交通条件比现在差远了，如果是吃水果，只能吃到自己家乡的品种，外地的很难吃得到。现在去买水果，香蕉、甘蔗、橘子、苹果、梨、葡萄、提子、柚子、椰子、菠萝、猕猴桃、火龙果、荔枝等，应有尽有。

水果的用途很广，年轻人谈恋爱了可以送水果，清爽自然；看望病人可以送水果，馨香悦人；饭后可以吃水果，滋养血脉。总之，水果已经完全成为当代人们的副食之一，不可缺少。

但是需要特别提醒的是，吃水果一定要注意寒热。像苹果、奇异果、香蕉、甜瓜、柚子、柿子、椰子、甘蔗、柠檬、桑椹等都属于寒凉之品，吃多了损伤人体阳气，热性体质的人可以适当吃一些。另外有一些水果是平性的，适合的人群就广一些，比如凤梨、葡萄、乌梅、橄榄、梅子、枣等。当然，还有一些水果是温性的，适合寒性体质的人食用，有石榴、荔枝、桃子、桂圆、樱桃等。

不管是哪一种水果，都只能作为正餐之外的辅助食物。水果毕竟是水果，人类最好的食物是谷物，水果少量吃有益健康，能调剂生活，增加快乐，多吃的话，反为之所伤，需要人们在生活中注意和把握。

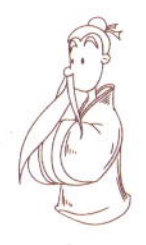

清爽养生椰子汤

椰子盛产于热带，二三十年前，交通不像现在这样便利，内地许多地方尚未发展起来，椰子这个东西很难吃得到。我第一次喝椰子汁是在二十多年前，那个时候在一个摊位旁，有好多水果，红黄花绿，满目缤纷。我见到一堆好像是干草包裹的圆形物体，脑子里隐约觉得应该是椰子，指着它们问老板那是什么东西。老板爽朗地笑笑说："海南的椰子，挺好喝的，买一个尝尝？"老板的话勾起了我的兴趣，我只在书上或电影上看到过，现实里面第一次见到。我说："好啊，拿一个尝尝吧。"老板拿了一个，用刀削开，插入管子，我付了钱，捧着小心翼翼地喝，觉得味道还可以，跟我以前吃过的水果都不一样，它的味感仿佛一下子把我带到了印象中的热带。

现代的人就不一样了，喝椰子汁很方便。有一个方子，就是椰子汁和兔肉一起炖，非常养生，常喝可以养内，也可以增强精神气力。

材料：椰子1个，兔肉50克，荸荠3个，青萝卜500克，芹菜25克。

食用方法：将萝卜、芹菜、荸荠、兔肉和椰汁混合在一起，稍加水稀释。上笼，文火蒸熟，早晚食用。

功效：椰子汁具有补气益肾的功效；萝卜具有清热化痰、顺气的功效；兔肉能健脾生津，补中益气；芹菜可明目、提神醒脑；荸荠具有宽胸益肺的功效。兔肉、芹菜，可濡养血脉，化生精力；萝卜、荸荠、椰子汁，可调养肺气，疏通经脉。

这道菜比较特别，过年过节的时候可以做给亲戚朋友们吃，没事的时候也可以自己在家里做了吃，对身体大有裨益。对此特别有兴趣的朋友也可以天天做着吃，一个月后，无论是精神气色方面，还是体力方面都会得到不同程度的改善。

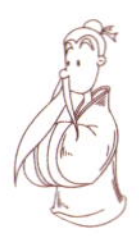

粮食就是最好的补品

金代名医张子和曾说："善用药者，使病者增进五谷者，真得补之道也。"生命的根本，在于饮食滋养，善于饮食的人，才算得上善于养生的人。以五谷为养，是养生中的要点。中华饮食、医药，博大精深，可真正谈到养生的最好方法，那当然是吃粮食了。吃肉不容易消化，吃药更得谨慎，即使是上佳的补益药材，也不可滥用。谷物类呢，热量比较低，用它们作为主食，不容易使人患上高血压、高脂血症、高血糖等疾病，又容易消化吸收，被人体利用，并且它们有足够的营养，如果稍微和其他膳食搭配，完全可以满足人体对营养的需求。所以历代的养生家都非常推崇谷物养生，有"得谷气则生"的名言。

记得《三国演义》中有一则典故，讲的是某年大旱，粮食短缺，每个人都面有菜色，但是曹操见了一个人，那人神采奕奕，肌肤饱满，丝毫没有过荒年的感觉。曹操问他为什么别人都面黄肌瘦，只有他不是。这个人回答说自己三十年来都是吃素食，所以能有如此精神。曹操听后，觉得有道理。这段话可以说很大意义上体现出了谷物养生的价值。大旱荒年，每个人都吃不饱，这个人应当也吃不饱，但是，由于他常年食素，造成了即使在没有吃饱的情况下精神体质仍然很健旺。这就说明了他对食物的消化利用率一定比平常人要高出许多，那自然就是脾气旺盛，因为脾主消化吸收，脾气能有这么旺盛的人，其肾气必定也非常充足，因为肾为脾之根。脾好，肾好，又神采奕奕，自然心、肝、肺都好。所以说这个人常年吃素食使得他体质比一般人要好。那时候的素食自然是以粮食为主了，可见谷物确实能养生。

有一个道家的食疗方子，全由寻常的粮食组成，也可以起到增强体质的作用。

材料：黑豆 50 克，绿豆 50 克，糯米 25 克，粳米 25 克，小麦 25 克。

食用方法：将这五种粮食同放于瓷罐当中，加水 3000 毫升，文火武火交替相煎。熬至水剩 2000 毫升，关火冷却，早晚饮食即可。

功效：黑豆可补肾益精；绿豆可疏肝益血；糯米能利肺益气；粳米健脾益四肢；小麦养心益神，此五味同补五脏达到增强身体机能、祛病延年的功效。

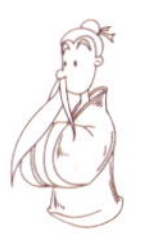

道家“咖啡”，可以醒神的方子

社会进步了，每个人都忙着工作，忙着赚钱，有的时候不免觉得神倦力乏，思维不通透圆活。身体本身也没有什么毛病，一心忙着工作，可是精神却不给力，这可怎么办呢？可能许多人都会选择喝咖啡，咖啡几乎已经是职场朋友的惯用饮品了，为什么呢？因为咖啡可以提神。但是咖啡在提神的同时，也有太多的副作用，比如一个很常见的情况，喝多了会导致胃痛。

在这里，我举一个不恰当的例子，比如说一个人精神不好，一瓶红酒下去，气血流通，精神兴奋，口若悬河，思如泉涌。这是为什么呢，因为，身体器官的运作都有赖于气，我们讲气是身体的原动力。通过喝酒，加速气血运行，把体内的能量都调动了出来，通过了大脑，大脑自然就供能充足，处在一种良好的工作状态，自然就精神流转自如，无所阻滞。但是，这是急功近利的办法，不可取。

道家有一个食疗方子，专门解决这个问题：

材料：桂圆肉 30 个，百合 30 克，鲜山药 150 克，花生米 45 粒。

食用方法：将花生米、山药、百合、桂圆肉同放于瓷罐或瓦罐中加水 2500 毫升，文火煎熟，早晚饮用。

功效：花生入脾、肺经，有润肺、补脾、和胃的功效；山药入肺、脾、肾经，有健脾，补肺，固肾，益精的功效；百合归心、肺经，具有养阴润肺，清心安神的功效；桂圆肉入心、脾经，具有益心脾，补气血，安神的作用。此四种食材，对应心、脾、肺三经，心主血，肺主气，脾主运化，这三个器官得到补益，则气血畅通，脾的运化功能发达，精气得以化生；精气充足则神旺盛，又是在气血畅通的情况下，心脏和大脑自然工作顺利，精神处在良好的状态，不会出现滞钝的情况。

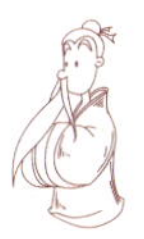

补养五脏，增强精气神

精、气、神是中国人避不开的三个字，中医讲，戏曲也讲，武学上更是讲。那么到底什么是精气神呢？它们之间又有什么样的关系？怎样才能把人体的精气神补充旺盛？我们先来讲一下什么是精、气、神，以及它们之间的关系。

精简单来讲就是生命物质；气就是生命物质的活力；神是精神、意志、知觉、运动等一切生命活动的最高统帅，包括魂、魄、意、志、思、虑、智等活动。精为气之母，可以说，没有精就没有气，精越充足，气越旺盛，精的生成同时又依赖于气，精和气的共同作用表现为神，精足气足则神旺。所以我们养生，就是补足五脏精气，并且调节阴阳，使其处在一个蓬勃旺盛又高度平衡的状态。

我们道家的先贤早就明白了这些道理，总结出许多方法和经验，下面我就介绍一个简单的道家方子，可以补充五脏精元，增强体质，使人体达到一个高度健康的状态。

材料：桑椹15个，枸杞子10粒，莲子7颗，核桃8个。

食用方法：将此四种食物放于瓷罐中加水1500毫升，文火熬煎，约30分钟，将水熬至800毫升左右，倒出药汁后用同样的方法再熬一次。两次熬好的药汁混在一起早晚分两次饮用。一个月后功效便会明显地体现出来，手脚有力，肌肉渐丰，思维清晰，精神稳定，体力充沛。常饮对身体多多有益。

功效：桑椹甘、酸，归心、肝、肾经，补血滋阴，生津润燥；枸杞子性平，味甘，归肝、肾经，具有滋补肝肾，益精明目的功效；莲子归心、脾、肾经，具有养心、益肾、补脾的功效；核桃归肺、肾、大肠经，具有补肾固精强腰、温肺定喘、润肠通便的作用。此四种食物，归经于人体五脏，共食具有五脏同养之功效，可补足人身之精气神，达到强身健体的功效。

此方乃药食同源之方，俗语讲："药补不如食补。"虽然中药副作用相对较小，但是毕竟是药，它和大米、馒头还是有本质上的差别的，所以才有了药补不如食补之说，食物的性质更平和，更符合人体对营养的利用和吸收。所以这个方子相对于药方而言，自然是更符合养生一些，可以放心使用。

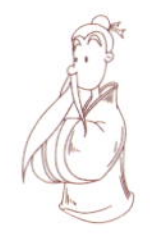

重新找回活力与阳光

脾阳虚表现为食欲不振、消化不良、精神萎靡、畏寒怕冷等。女性的身体相对较弱，再加上工作烦劳、生活压力大、精神上长期处于紧张状态等，容易造成脾胃功能下降，出现阳虚的情况。脾阳之根在于肾，长期的脾阳虚必然也会造成肾阳亏虚。那么，想要解除这个病根当然是从补阳入手才能快速把身体给调理过来。

下面呢，我给大家介绍一些补益的方法：一个是猪腰子汤，一个是鸭肉汤。

我们先来讲这个猪腰子汤吧。食材很简单，猪腰子 2 个，枸杞子 20 克，鹿茸 10 克。将猪腰子洗净、切碎，葱、姜、蒜一应调料备好，入油锅炒。可以少放一点油，不要太油腻。炒熟后加水，把枸杞子、鹿茸放入同煮，大约半个小时后关火，一份猪腰子汤就做好了。这个猪腰子呢，性平，入肾经，有补肾、强腰、益气的作用。鹿茸呢，自然是大补肾阳了，枸杞子可以用来滋补肾阴。这个汤一星期可以服用两三次，猪腰子肉直接吃掉。一个月后身体便会大有好转。

另外一个就是鸭肉汤了。材料用冬虫夏草5克，新鲜山药50克，鸭1只。做法很简单，同放入锅中加调味料，炖至鸭肉香烂即可。喝汤吃肉，每星期两到三次。冬虫夏草味甘，性温，归肺、肾经，具有补虚损、益精气的作用，可以说是这个方子里面的君药了。山药性平，入脾、肾经，可以健脾补肾，鸭肉滋阴补肾，吃上一个月左右症状就可大大改善。

当然，除了这两个偏方之外，还有一些食物可以常吃，对这个病症都可以起到针对性的治疗作用。比如我们经常会吃到的糖炒栗子，栗子性温、味甘，能补肾强腰，又可以健脾，没事的时候可以常吃。栗子有很多做法，糖炒是一种，也可以和肉一同煮了食用。另外，鲈鱼也非常不错，性平，补脾补肾，平常的时候可以在家里料理一下，加生姜清蒸，味道非常鲜美。黑芝麻和核桃也是不错的选择，黑芝麻性平味甘，能滋补肝肾，润五脏，不仅对肾虚有治疗作用，也是一种长寿食品。核桃补脑这是大家都知道的事情，其实，根本的原因是核桃有补肾固精的作用。

通过药食同补可以把亏虚的身体调理回来。食欲也旺盛了，精神也好起来了，身体充满活力，就像赶走了阴天，迎来了太阳。没有人不喜欢健康，不喜欢阳光，不喜欢快乐的。

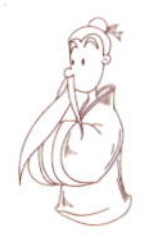

酸枣仁汤让失眠的你鼾声雷动

几十年前虽然也有失眠的，但是数量比较少。后来随着时代的发展，年龄的增长，失眠已经成为现代人一个普遍的问题了。在这里，就谈一谈关于睡眠方面的养生事宜。

睡眠，古代的人又将其称之为“眠食”。在古代的人看来，睡眠同吃饭一样重要。古人曾有“养生之道，莫大于眠食”的名言。睡觉是大自然赋予人类的养生大法，中医认为，睡眠是第一大补，自古有“药补不如食补，食补不如睡补”的说法。因此，凡是注重养生的人，都十分注重睡眠。最好的睡眠时间应当是晚上九点之前睡下，早上五点起床。如果有条件的话，在每天上午十一点到下午一点的这两个小时里面，也可以安排半个小时的午睡，这样的话，整个下午人都会显得非常有精神。

睡眠如此重要，但是却很少能够有人遵循这个规律，特别是现在的年轻人，往往在晚上十二点之后仍然非常活跃，这如何不伤身体呢？特别是夏季，城市里面灯红酒绿，许多人都讲究夜生活。夜生活应该是用来好好睡觉的，不是用来喝酒、唱歌、吃夜宵的，许多人的失眠和长期的作息不规律有很大的关系。

失眠是件非常痛苦的事情，躺在床上翻来覆去睡不着，跟床有仇似的。在这里给大家介绍一个常用的方子，希望对您有所帮助。

酸枣仁汤：酸枣仁 15 克，甘草 3 克，知母 6 克，茯苓 6 克，川芎 6 克。《医门法律》有云："虚劳虚烦，为心肾不交之病。肾水不上交心火，心火无制，故烦而不得眠。"方用酸枣仁为君，而兼知母之滋肾为佐，茯苓、甘草调和其间，川芎入血分，而解心火之躁烦也。

从这个方子中我们可以看出中华医学的博大精深，它不仅能治疗心肾不交，对气血不足导致的失眠也有作用，是治疗失眠非常经典的一个方子。服用三天之后，很多人的睡眠情况可以大有好转。

除了方子之外，生活上更要注意，三分在治，七分在养。

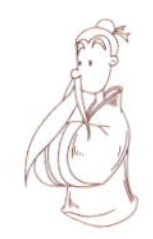

在果汁里面加一点盐

以前看小说，里面有一个贵公子，他不喜欢刮风的天气，有风的时候他就坐在房间里面避风，然后会吃一点零食，吃橘子的时候总要在上面撒一点盐。当时我就觉得这个公子真是懂得享受和养生。盐对身体来讲可以说是太重要了，一天不吃盐就会觉得没力气。虽然盐吃得多了不好，但是适当的补充还是很有必要的。特别是夏天的时候，人体代谢旺盛，会出很多汗，体内的水分和盐分大量流失，如果能在果汁里面加一点盐，就更符合身体需要。

记得有一次跟几个年龄相近的朋友一起去爬山，我们体力都差不多，但是到了后来大家都比不上我，他们都夸我体力好。我笑笑，拿出橘子跟大家一起分食，一边吃一边说："其实我体力也不比你们好，只是我的茶杯里面放了一点盐，然后又吃了几瓣橘子。"

这其中的道理很简单。第一，橘子里面的果汁可以快速补充能量。第二，盐是“咸”的，“血得咸则凝”，这里的“凝”不是凝固的意思，而是说血液得到一种固守的力量，不会使自身的能量轻易耗散出去，所以在同样运动量的情况下，我自然就没有他们那么累。

小时候能吃上橘子就很不错了，不像现在，各种水果琳琅满目，榨汁机已经进入千家万户，想制作果汁的话太简单了，比如橘子或橙子，直接剥皮榨汁就可以了。如果觉得果汁太浓，可以适当加一点开水，要出去远游的话，运动量可能比较大，可以在里面稍微加一点点盐，喝的时候会有一丝丝的咸味，不仅不影响口感，反而比平常的果汁要多出一点特别的感觉。当然，也不是说只有出去旅游的时候可以喝，在家的时候也可以喝，比如孩子出去玩，回来之后可以榨上一杯，补充电解质和维生素，并且也不属于高蛋白高热量的饮品，喝了之后不会对身体产生不好的影响。

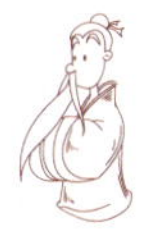

治一切食积的方法

我小时候的饮食真的是很符合中医里面所提倡的养生，缺点是蔬菜水果太多，肉类吃得太多。现代人的饮食太精细，肥甘厚腻所占的比例太重。虽然养生文化已几乎普及到了每一个人，电视上面讲、书里面讲、社会上的口口相传。大家都知道粗粮对人体健康有益，可是还是吃细粮，这也受市场经济的影响。比如说小麦粉，带麸皮的其实是最好的。如果说面粉厂的老板对养生有足够的认识，如果说人们都能接受带麦麸的面粉，那也许面粉的制作会回归到三十年以前，把小麦的皮直接打在面粉里面。

社会进步了，鸡鸭鱼肉极大地丰富了人们的生活。一般的肉类已经太常见，人们开始追求更美味、多元化的饮食生活。这样也没什么不好，人生本应该是多彩的，努力工作的同时去体验一下这个世界，觉得生活挺有滋味，这不就是养心的一种体现吗？但是，生活多数时候还是清净一点比较好，整天大鱼大肉，脾胃哪里能够清净得了呢？身体接受不了，代谢不掉，当然就会生病。

现在很多人晚上应酬特别多，有同学聚会，有朋友聚会；夏天有夜市，冬季有火锅；过节是美酒佳肴，逢年是丰盛大餐。大鱼大肉、海参鱿鱼等呼啦一通全是厚味滋腻，晚上本来就是人体阳气内收，需要安静需要睡觉的时候，脾胃的消化机能在这个时候比较弱，吃这些东西自然就不容易消化。

在这样的生活习惯下，积食几乎是每个人都经历过的，感觉肚子胀，胸口发闷，夜里睡不好，不想吃东西等。针对这个问题，有两个解决方案：其一，管住自己的嘴，这个就很简单了，管好自己。如果每个人都能管好自己，那世界上就会少了许多疾病。其二，如果吃多了，当然就是助消化了，在这里我给大家介绍一个方子，记载这个方子的人底气很足，说这个方子可以消一切食积，他就是著名医学家朱丹溪。他的这个方子名字叫作保和丸，市场上有根据这个方子做出来的中成药。但是中成药的效果可能没有草药的效果好，我们可以亲自动手来制作一些药膏，效果会好很多。

准备山楂 180 克，神曲 60 克，半夏 90 克，茯苓 90 克，陈皮 30 克，连翘 30 克，莱菔子 30 克，蜂蜜 1000 克。首先把除了蜂蜜以外的所有药材用清水泡一段时间，有条件的话可以泡一天，没条件的话，30 分钟也可以，然后放到锅里煮，尽量用砂锅，没有砂锅用搪瓷锅也可以，水加到没过草药10厘米左右。盖上盖子大火烧开，然后改用文火熬30分钟，关火，把药汁沥出来。再加同样多水，煮沸后熬30分钟。把药汁和上次的药汁倒在一起，放凉以后用纱布把药渣过滤出来，煮过的药材已经没有什么用途，可以丢掉了。接下来就是收汁了，把药汁倒入锅中，开大火，不停地搅拌，以免粘锅，等药汁熬到大约剩下1000毫升的时候，加入蜂蜜，搅匀就可以关火了，放凉之后放到杯中，封口放到冰箱里面，每次吃的时候，挖两勺子，用热开水冲服即可。

《医方集解》有云："山楂酸温收缩之性，能消油腻腥膻之食；神曲辛温蒸罨之物，能消酒食陈腐之积；菔子辛甘，下气而制面；麦芽咸温，消谷而软坚；伤食必兼乎湿，茯苓补脾而渗湿；积久必郁为热，连翘散结而清热；半夏能温能燥，和胃而健脾；陈皮能降能升，调中而理气。此内伤而气未病者，但当消导，不须补益。"

这段话的意思是说，山楂能消肉积，神曲能消酒和食物融合在一起的腐败之积，莱菔子导气下行，消面食之积，伤食的患者往往有脾湿，茯苓刚好可以健脾利湿，积食时间久了，必然内郁生热，连翘可以散结清热。当然后面还讲到了半夏、陈皮的功效。这属于内伤，但没有伤到气血，所以只需要消食导气就可以了，用不上补药。

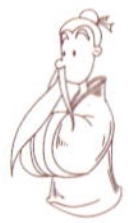

给面部有斑的女性推荐一款“祛斑养颜汤”

女性爱美，人所共知。一副美好的容颜对一个人的精神容貌有很大影响，不管是社会上的人际关系，还是工作中的利害关系，或者说是生活里面的谈婚论嫁等，都跟容颜分不开。

我前年到欧洲去，跟一个朋友聊天，讲到人的面部问题。朋友说，亚洲人的审美和欧美国家的审美有所出入，亚洲人以白净为美，脸上有雀斑对容颜有很大的影响；在欧美来讲，脸上有雀斑反而是一种美和时尚的象征，有的人甚至会专门想办法让脸上长出雀斑，以适应大众审美，这不得不说是不同地域不同地区的文化差别。

许多女生的脸上本没有斑点，可是由于熬夜或者生活不规律导致脸上生出色斑。中医认为，体内“气血瘀阻”，气血不畅会引起色斑。在这里给大家推荐一个老中医的经验方，从内在调理肾亏血虚，达到增强身体新陈代谢的作用，肾气旺盛了，体内的气血瘀阻不畅自然就消失了。

生地黄 15 克，熟地黄 15 克，女贞子 12 克，何首乌 12 克，墨旱莲 10 克，白芍 10 克，当归 10 克，阿胶 9 克，枸杞子 9 克。

生地黄具有清热、凉血、养阴的功效，熟地黄在这里的作用自然是补血养阴了，女贞子、何首乌、墨旱莲、白芍补肝肾之阴，当归、阿胶补血，枸杞子滋补肾阴。

这个方子经常会用到，尤其是对年轻的女性朋友，一般调养半个月到一个月会有一个明显的改善，皮肤会变得白里透红。

当然，也有的人长斑和气血的关系不是很大，即使气血很充足，气色也很好，脸上仍旧会长出斑点。其实，斑点的生成和消失就是一个黑色素的生成和代谢的过程，把气血调养充足之后，人体的新陈代谢旺盛，自然对黑色素的代谢也比较快。太阳晒一下，皮肤产生了黑色素，然后身体会把它给代谢掉，但是黑色素代谢速度有限，有些人对黑色素的代谢比较慢，但是黑色素的生成却很快，出去转一圈，脸上的斑点就起来了，这跟体质有关，就需要系统调理了。

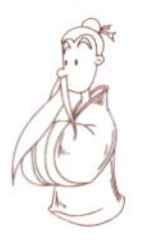

养好后天之本

现代社会进步了，物质文化极大地丰富了人们的生活。可是另一方面，人们身体素质没以前好了。今天我就讲一个很普遍的问题——脾胃虚弱。

其实讲脾胃，脾与胃互为表里，脾是胃的统帅，脾的功能强大了，胃自然也就好了。那么，好好的，为什么会脾虚呢？除了先天的因素以外，通常有两个原因，一个是吃，一个是思。过多地吃冰冷的食物、寒性的水果、暴饮暴食都可以伤害脾脏的阳气。尤其是夏天，冰镇啤酒、西瓜，大口大口地灌，大块大块地吃，口腹之欲是满足了，可是脾脏怎么受得了呢？另外是思考，我们讲思考，中医上通常叫作思虑，其实意思都是一样的。思考过多同样会伤到脾脏阳气。

许多工作的性质决定了每天都要思考，但应当注意劳逸结合，觉得累了的时候就休息休息。

我曾经遇到过一个人，很厉害，不到 30 岁就当上了软件工程师。他跟我讲他们的工作，有太多的问题需要考虑，每天就是不停地思考。我就很为他担心，因为像这种内在消耗，看不见，抓不住。比如说吃西瓜伤脾阳，我不吃就得了。你说思考伤脾阳，这个很难控制，不知不觉就思考起来了。

当时他脸色发白，说话有气无力，还有大便不成形的情况，可以考虑用古方四君子汤——人参 9 克，白术 9 克，茯苓 9 克，甘草 6 克。白术健脾燥湿，人参补肺扶脾，茯苓健脾渗湿，甘草则补胃和中。他临行的时候我嘱咐他："工作虽然要紧，还要多注意休息，等病好彻底了再好好工作也不迟。"这个年轻人用了半个月就精气神十足了。

四君子汤是一个益气健脾的古方，尤其适合于现代脾胃虚弱的上班族。只有把脾胃这个后天之本给养好了，才能有一个好的身体，好的生活。

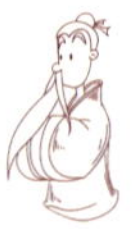

阿胶的正确用法

爱美是女人的天性。随着社会的进步，女性朋友对美的认识逐步从涂脂抹粉、文眉修甲到注重身体内部的调理，这不得不说是女性对于美的内在认知的进步。许多女士明白，想要漂亮，气血一定要好。说到这个气血，女人往往在生过孩子之后，气血就没有原来充足，自然气色就没有原来好看。因为爱美，就开始找中药调理身体，要把原来那个漂亮给重新找回来。

所以，近年来在女性群体当中流行服用阿胶，因为阿胶是养血补血的上乘佳品。其实，服用阿胶是没错，但是阿胶本身比较滋腻，它不容易消化，不容易被人体所吸收利用。这也是有些女性服用阿胶一段时间气色不见好、反而变差的原因，但这往往不是药材的问题，而是脾脏的问题。

那么，现在加入一味药，把脾脏的问题给解决了，阿胶的营养成分自然都会被人体吸收了，人体内的血自然就补上了，气色当然就好了。我们加入什么药呢？加入一味茯苓。

茯苓药性平和，归心、肺、脾、肾经，有利水渗湿、健脾宁心的功效。阿胶在《神农本草经》中即有记载，为马科动物驴的皮，经漂泡去毛后熬制而成的胶质块，故《千金食治》称驴皮胶；晋唐时期有“岁常煮胶以贡天府”，又称贡胶；昔谓以山东东阿阿井之水熬制而成，故传统有阿胶之名。它性平，味甘，入肺、肝、肾经，有补血、滋阴、润燥、止血的功效。

取茯苓 15 克，用水煎半个小时。阿胶 15 克，烊化后兑入茯苓熬成的药液一起服用。这个方子有健脾益气，滋阴补血的作用。

在这里值得一提的是，可能经常有女性朋友会用到阿胶，就会造成男性用阿胶不合适的错觉，其实，男性也可以用阿胶来补血。阿胶这个药，不管男性女性都是可以用的。

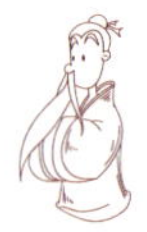

黄芪大枣茶，补气安神

在生活中，讲话可以说是无处不在了，有的朋友喜欢讲话，可以一次讲两三个小时。我见过那种特别能说的，可以说他讲话完全不受时间限制，只要自己不愿意停，就可以一直讲下去。能讲话，是一种优点，但是话说多了容易伤气，对身体不好。有的人不是很爱讲话，可是工作需要，没办法，必须要讲啊！我经常被一些企业请去讲课，或者有时候在观里开导人，也要讲很多话。

在中医看来，语音出于肺而根于肾，又因为心主神志，指挥语言的表达，有“言为心声”的说法。所以，话讲多了，既耗心神，又损脾肾之气。所以不管是在生活中，还是工作中，尽量只讲有用的话，没用的云云琐事，不讲也罢。养神又养气，对身体健康有利。

不只如此，古有“食不言，寝不语”的说法，吃饭的时候，如果一边吃一边讲话，容易把食物吸入气管。睡觉前讲话，会使人神经兴奋，思维活跃，难以入眠。

那么既然说话太多对身体不好，有没有什么补救的方法呢？下面给大家推荐一款饮品，特别是对于经常需要讲很多话的朋友。

黄芪大枣茶：黄芪 20 克，大枣三四颗，用开水泡茶喝，一般泡到第 3 次的时候可以换掉，喜欢吃枣的朋友可以把枣吃掉。

这道茶甜甜的，可以经常喝。黄芪味甘，性微温，归肝、脾、肺、肾经，是补气的上佳之品。大枣味甘，性温，归脾、胃经。有补中益气、养血安神的功效。

如果身体健康的情况下，长喝这款茶可以让人嗓音洪亮，中气充足。

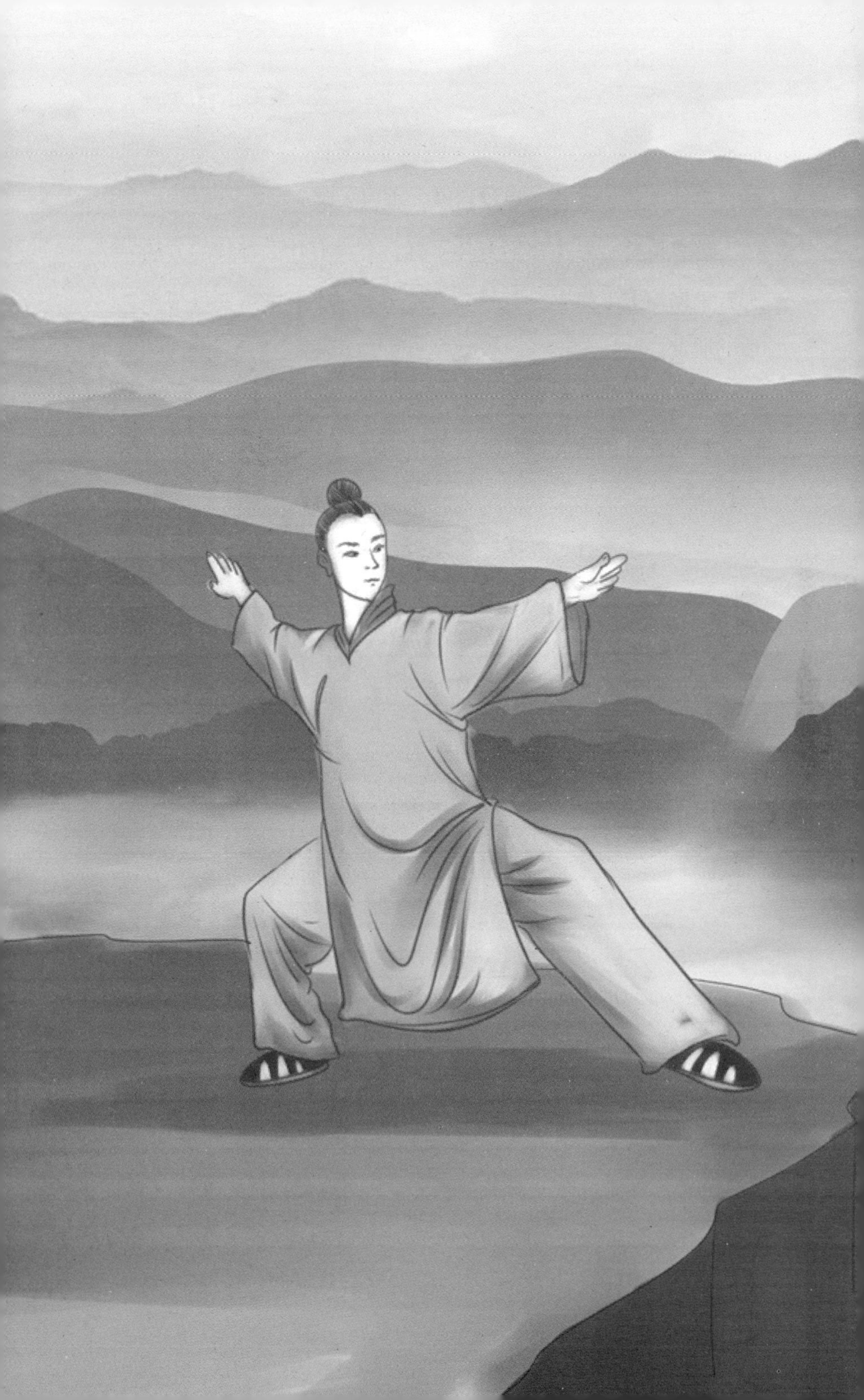

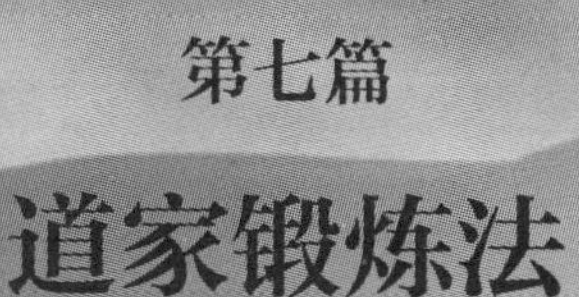

第七篇

道家锻炼法

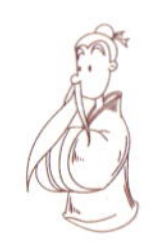

道家呼吸法

拍打头部和颈部

正身站立或坐在椅子上都可以，双眼自然平视前方，身体放松。举起双手，拍打颈部和头部，左手拍打左边颈部，右手拍打右边颈部，从后颈顺着往上走一直到头部再到前额。然后返回，从前额到头部再到后颈，来回八次左右为一遍，每天清晨傍晚各做一次。可以通经活络，促进脑部和颈部气血运行，能防止头晕头痛等疾病。特别是经常坐于电脑前的上班族，一是按摩了颈部，二是增强了脑部供血，缓解了疲劳，增强了记忆力，可以天天都坚持做一下。

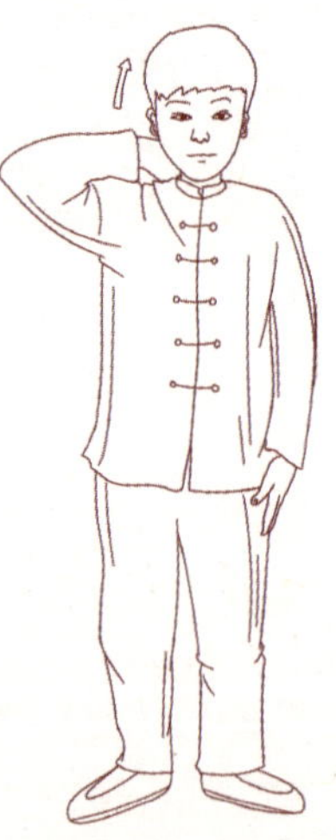

再来锻炼腿部

正身站立，双脚分开，与肩同宽，

轻轻踮起脚尖，然后随着重力自然落下，砸向地面，可以听到“咚”的一声闷响。7~8 次为 1 组，根据个人体力，以不觉得疲劳为度。此法可以有效缓解久坐导致的下肢酸麻、乏力等症状，能促进下肢血液回流，预防静脉曲张，更能激发一身阳气，练习之后有周身通泰，气息顺畅的感觉，每天可酌情操作 2~3 次。

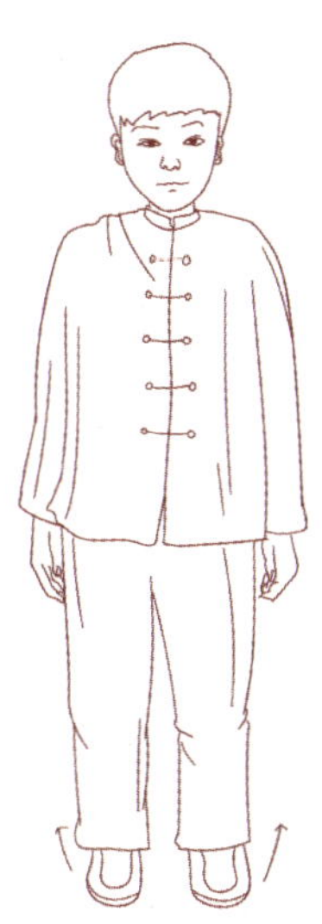

接下来是呼吸

呼吸和饮食对人来讲太重要了，如果生命是一团持续燃烧的火，饮食可以带给人体充足的燃料，呼吸带给人体氧气，这团火就可以燃得更久。具体方法是：用鼻子吸气，用口呼气，当然，用鼻吸鼻呼也可以。用鼻吸鼻呼的时候尽量使劲地大吸大呼，要求每一吸每一呼都发出较大的声音，尽量延长每一吸每一呼的时间。鼻吸口呼的时候仍然相同，不同的是呼气不必太用力。

这个方法可以促进一身气血运行，增加肺活量，增加身体的摄氧量，长练可以增强体质，对神经衰弱、身体虚损、高血压等慢性病均有疗效。可以说是健身养生诸多方法中操作相对简单，又效果显著的功法之一。

这是道家的一个锻炼方法，也是我们老祖宗留下的智慧结晶。

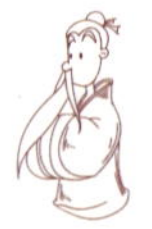

道家抱元法

养生的目的是什么？能让我们有一个强健的身体，身体各个器官的运作都处在一个高度健康的状态，这样人就思维清晰，精神稳定，体力充足，吃饭香，睡觉沉。天热的时候看看夏季的景色，觉得很美；天冷的时候，看到白茫茫的雪，觉得很好，这样生命就很有意义，觉得自己可以感知世界上的许多东西，也可以通过自己的努力去实现一些东西。其实，这就是养生，就是健康的意义所在。倘若缠绵病榻，或者体衰身弱，生命的质量上不去，在世界上活着总是承受太多的痛苦，那生命的意义何从谈起？

所以说，养生是为了调理已经患病的身体，或者使原本健康的身体保持健康。我下面要讲的这个抱元法，可以很大程度地增强人的体质，使人体达到一个高度强健的地步，它不仅可以达到寻常意义上的养生效果，还可以达到寻常养生所难以达到的效果——大幅度增强体质。举个例子吧，有人患了肾虚，通过吃药调理，后来病好了，他又恢复了正常，但是，也只是达到了正常状态。那么这个方法却是可以让人达到比正常还要强健的状态，所以说它是有病祛病，无病强身。

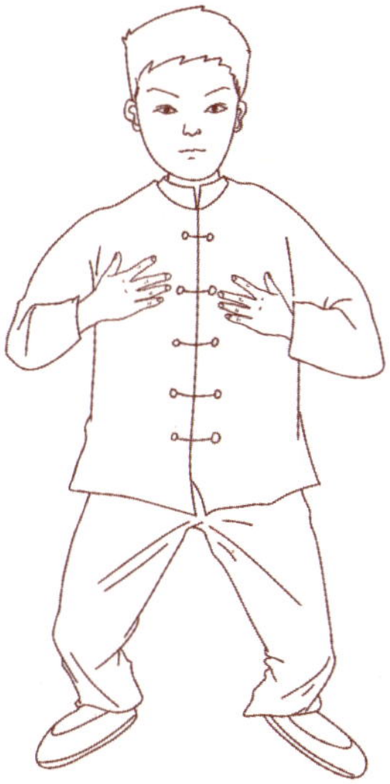

锻炼方法

身体中正站立，双脚分开，与肩同宽，双膝微屈下蹲，屈肘引手自胸前，掌心向内，十指相距一拳的距离相对。如此站立，少则几分钟，多则半个小时以上。

要点及注意事项

衣服要宽松，以利于气血流通。穿平底鞋，高跟鞋有害无益。场地要安静，不能有声音干扰。全身放松，安静自然，内心保持平静，摒弃杂念。这个松要松到什么程度呢？要松到觉得肩膀、手腕、臂肘、胯部随着重力往下沉的感觉，当然，不是真的往下沉，而是有这种感觉。因为只有松到一定程度才不会阻碍气血的流通。另外一个就是姿势要顺，在保持要求姿势的基础上怎么自然怎么舒服就怎么来。还有就是杂念越少越好，精神不要关注外界而要关注自己的身体。这个姿势可以刺激气血运行。

此法可强化内脏，补足气血，调节阴阳平衡。对风湿、类风湿、高血压、神经衰弱、四肢麻木、筋骨疼痛、头晕目眩、诸劳虚损都有显著的疗效。

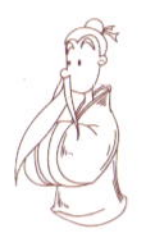

道家补肾锻炼法

肾虚在现代社会来讲，是一个很普遍的现象，造成的原因是综合的、复杂的，比如说现代人喜欢熬夜，喜欢吃冷饮，喜欢吃大鱼大肉，工作压力大，休息时间少等。所以现代人更应该了解自己的身体，了解养生，避免不健康的生活方式。在这篇文章中，我要给大家介绍一个行之有效，又操作简单的补肾方法。

锻炼方法

身体自然平直躺下，胯部放松，双腿作一个封闭的环状，两脚脚底相合，脚后跟对着会阴穴（会阴穴在男性阴囊和肛门连线的中间部位，在女性大阴唇后联合与肛门连线的中点），如果脚后跟能抵住会阴穴更好，不过一般人往往做不到，在这里不做强求。两只手放在大腿根部的位置，手心向着肚皮。由于平躺比较容易放松，再加上这样的姿势，很快可以使身体的阳气和肾气充盈起来。

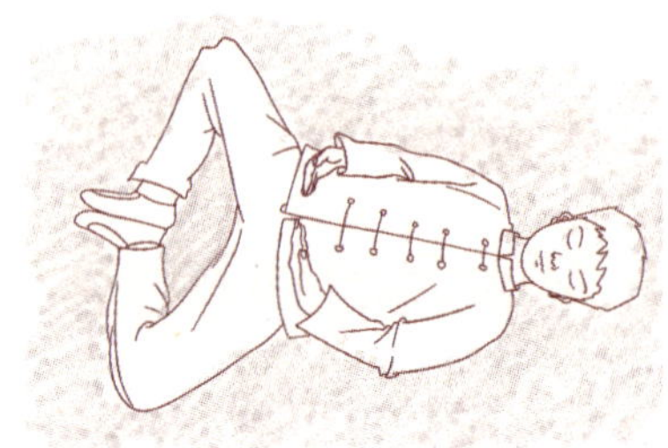

这个姿势还有一个加强版，就是别处不动，双手重叠或十指相扣放于头顶百会穴，这样就可以既补充肾气又放松头部，对神经衰弱和失眠都有很好的效果。

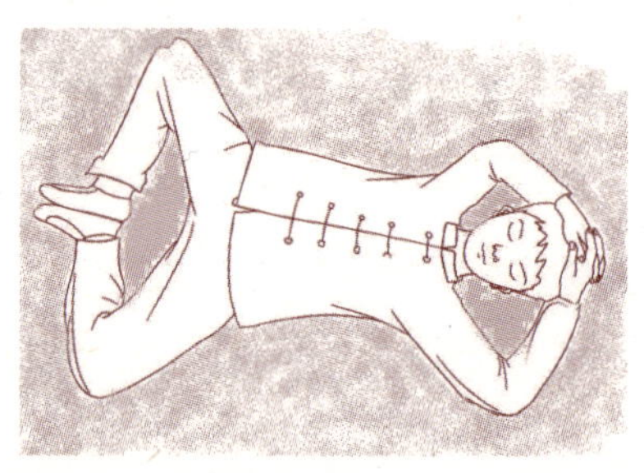

注意事项

如果胯部不松，两个膝盖很难接触到床，这样韧带就处于牵拉状态，很难长久地坚持下去。初练时可以在两侧膝盖下面各垫一个枕头，或者毛毯之类的，也可以在躺下摆好姿势后，双手一点点地按压膝盖，让它接触床面。每个人身体素质不同，可以根据个人情况自主操作，根据个人体质来决定时间。

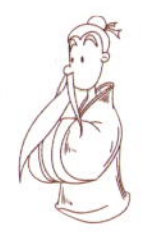

打坐的好处真的想不到

既然介绍道家的养生方法，那不得不提到打坐了，在这里我不去讲严格的打坐方法，因为一般人盘腿盘不上去。其实也无所谓正规不正规，当了解了方法本身的核心内容后，旁枝末节的东西便不再显得那么重要了。其实打坐本身是让身体处在一个平静而内部气血畅通的状态，这样每天练习，时间久了可以增强体质，当然也可以陶冶情操。还可以祛除病患，有许多慢性病都可以通过打坐来调理，比如说高血压、风湿、类风湿、神经衰弱、身体亚健康状态，或者是脑部的疾病，像头晕目眩、记忆力下降、反应迟钝等。

有人会怀疑，打坐有那么好吗，怎么会对这么多疾病都有帮助？因为这些病全是由身体正气不足引起的，打坐最核心的效用之一就是培补人体正气。还有许多病我没有讲，比如失眠、胃病等。其实病都可以被认为是身体出现了偏颇，而打坐是让身体回复到正确的轨道上来的方法。当然，有的疾病也是通过打坐难以改变的，但是我们仍不能否认，通过打坐来调理身体，确实是一种很好的方法。

下面，我就将如何打坐详细地讲解一下。

打坐方法

取一个凳子，高度大约和从脚到膝盖的高度相同。双腿分开，与肩同宽，坐在上面，脚直接放于地面。背部朝北，面部朝南，双手轻轻握拳，拳心朝上，放于两个膝盖上面，整个身体处在一种中正安舒的状态，不可弯腰，也不可挺胸，胸部应该微微含在里面，舌抵上腭，下巴微收，双目微视前方。

微视需要稍作注解，为什么是微视呢？其实在这里没有严格的定论。只是因为如果是平视，则精神有太多都耗散在外面，不利于内部气血流通；如果是闭上眼睛，又容易昏睡，也不利于达到理想效果，所以才有了微视这个说法。其实微视到底应该把握在什么样的程度，还要靠操作的人自己去体会，以达到精神可以守护在身体内部又不至于昏睡的程度为宜。

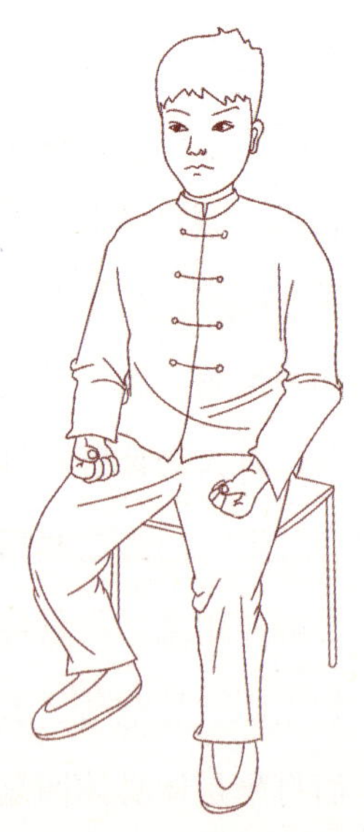

练习的时候应该找一个安静的房

间，以免受到干扰，大脑可以轻轻去感觉脚心涌泉穴，这种感觉不需要重，太重了身体气血凝滞，就违背了我们打坐原本的愿望了；太轻了又容易导致精神飘到其他地方，滋生杂念。保持在既不影响体内气血的自然畅通，又不会导致滋生太多杂念的情况下为好。

其实我们可以看得到，打坐本身，姿势并不是特别的重要，重要的是内在精神的把握。

注意事项

打坐的时间可以安排在除了睡觉时间之外的其他任何时间，但如果哪天生气了，或者心情不好，或者心里非常开心的时候都不要去打坐。因为情绪会牵动体内的气血运行，而打坐同样是牵动气血运行。我们知道，人体是非常复杂的，打坐所牵动的运行方式和路线和开心或生气所导致的气血运行路线根本就不一样，这样两股气血交叉或相逆就会出现混乱，使气血不按人体正规循行的路线去走而行入了岔道，是很危险的。所以说打坐不是谁都可以胡乱去打的，一定要深深明白这里面的道理才可以去操作。

除了心情之外呢，声音也很重要，因为声音也会导致以上的情况发生，但是自然界的声音倒是影响不大，比如说风的声音，偶尔几声远处的鸟叫，还是没什么问题的。

另外就是不能吃得过多，或者比较饥饿，这两种状态都对打坐不好。随着时间的增加，练习次数的增多，体内气血会渐渐旺盛起来，如果身体出现了冷、凉、寒、麻、胀的情况，均不需要担心，随着体质的增强，这些症状自然慢慢就消失了。如果有时间的话，每天早晚可以各锻炼一次，每次保持在 30 分钟左右，当然，如果体质比较弱的话，可以适当缩短一点时间。

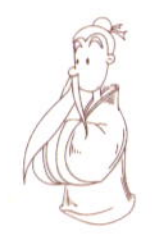

道家睡功

所谓“药补不如食补，食补不如睡补”，睡眠几乎占了人生三分之一的时间，对每个人的身体和健康有着至关重要的影响。这里将介绍几种睡觉之前在床上可以锻炼的方法。其实说是锻炼，不如说是蓄养和调理，因为方法实在太简单和轻松，但是效果却很好，可以通经络、畅气血、辅助睡眠，久练能坚实内脏，增强身体机能。

1. 自然平躺在床上，头脑保持清醒，不可昏睡，全身放松，四肢安定，保持身体不动。两个要点一定要注意，一个

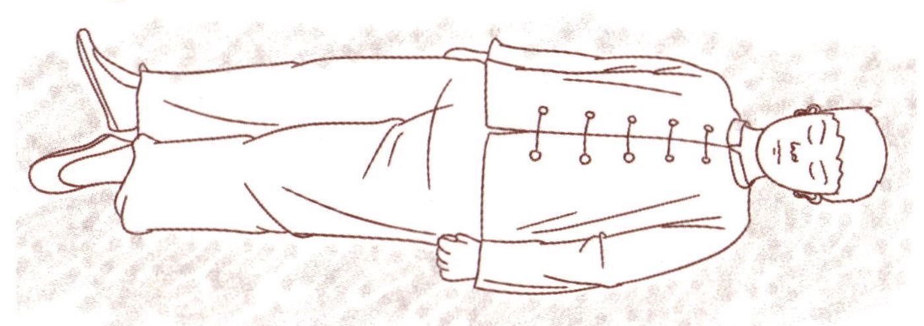

是完全放松，一个是身体不能动。不一会儿，身体的许多部位都会感觉到发酸，包括后脑、手、脚等。这个时候先不要管它，让它继续酸，大约20分钟或30分钟，体质好的人会感觉到身体发热，或手发热，或脚发热，这些都是好现象。

这个锻炼方法总结成一句话就是，全身放松平躺床上，不要动，多躺一会儿。刚开始练习的时候身体会发酸，时间久了就不会酸了，尽量保持天天练习，随着时日的增加，体质会越来越强健。

2. 身体自然平躺在床上，双手手心朝上，自然放于身体两侧。分三次吸气，吸一次屏住呼吸停留一会儿，再吸第二口，再屏住呼吸停留一会儿，接着吸第三口，三次吸的气叠加在一起，停留的时间越久越好，但是不要勉强，否则容易伤到血脉。然后分三次慢慢呼出，呼出的时候中间也要停留。这个方法锻炼久了，呼吸会变慢，脉搏跳动次数会渐渐减少，可以增强血液循环能力和心脏、肺脏的机能。

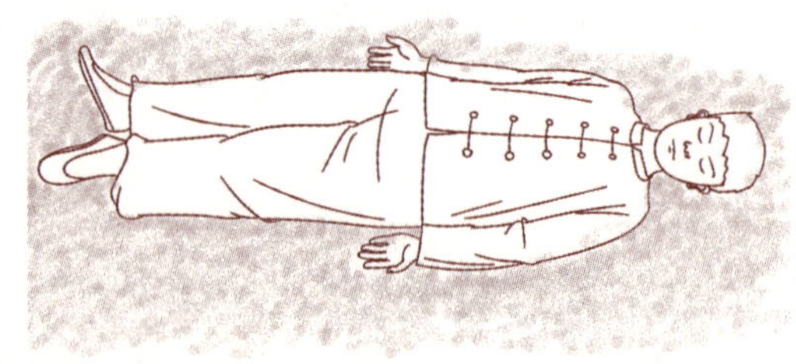

3. 双眼微闭，想着鼻尖的位置。我道家的庄子曾说："无听之以耳，而听之以心，无听之以心，而听之以气。"他的

意思是讲，精神关注呼吸，就像用耳朵去听呼吸一样，但是那种感觉又确实不是用耳朵去听，而是用心去听呼吸，但是仔细想想，那种感觉也不是用心去听，而是用精神去听。其实，它和听并没有多大关系，只是在精神上感觉呼吸的出入，弄明白了吗？这个养生方法是我道家的庄子发明的，说清楚了就一句话——感觉呼吸！

但是，这句话要真正的弄明白，学会怎样去做，却没有那么容易。操作的时候可以想着鼻尖的位置，身体放松，不管什么样的姿势，总体以自然舒适，不影响血脉的畅通为度。随着练习次数的增加，慢慢就可以水到渠成地做到注意力集中在呼吸上，而不是鼻尖上，当然不管是精神注意在鼻尖还是呼吸，都是对身体有好处的，它可以使血脉畅通，增加氧气与血液结合的量。时间久了精气积累充足，身强体健，动作轻快敏捷，思维清晰，可以达到高度的健康状态，当然，有恒心的话可以天天练习，体质会越来越好，超出平常人许多。

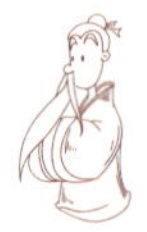

双臂开合神自来

锻炼方法

取一个平面凳子，高度大约与个人直立时从脚到膝盖的高度相同。背部朝北，面部朝南，端正坐下，腰、背、颈均要正直，胸部微微含在里面，不可挺胸，挺胸会导致气机不畅。下巴微收，舌抵上腭，身体在保证姿势的同时做到松静自然。双臂屈肘，与肩同高，置于胸前，双掌自然相对，间距 20~30 厘米。吸气时双掌缓缓沿直线向两旁拉开，拉至双手相距约 1 米处停止。然后呼气，双手沿直线收回，收至相距 20~30 厘米处停止。自始至终手型不变，双手分离、相聚的速度要和呼吸配合好，做到拉到底时气吸满，聚到底时气呼完。如此一开一合，反复练习三十六次，速度宜慢不宜快。

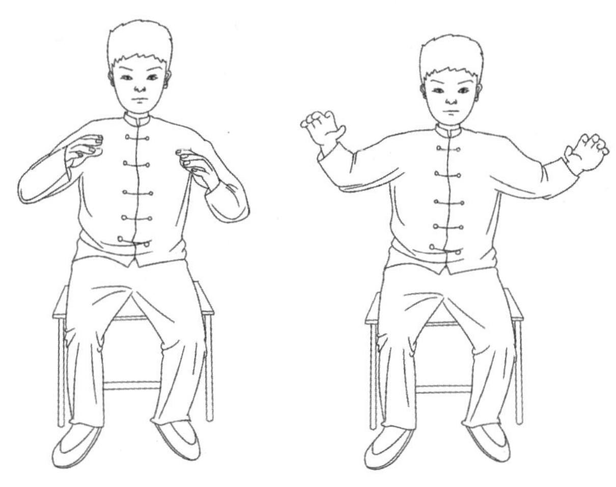

注意事项

练习时需找一个安静的房间，远离声音，因为声音会影响内心的平静。衣服要宽松，过紧会影响气血循环，也不利于精神放松。不可过饥或过饱，过饥则内心发慌，难以入静，此锻炼方法虽然在动，可是它的根本却是静，所以对精神上的静和定还是要求很高的，要不然达不到锻炼的效果；过饱的话，血液都集中在肠胃，其他地方气血就空虚，身体就处在一个气血壅积阻滞，而不是自然宣散畅通的状态，不利于锻炼。练习的时候，精神要放松，松得越透，气血流通的程度就越好。练习完毕后不要立即站起来，平静一下，让气血恢复平常再起身。

这个方法可以促进气血畅通，有很强的补气效果，如果每天坚持练习，半个月后会觉得食欲旺盛，食量增加，全身温暖有力，其实是身体阳气充足后的自然反应等，这个方法相当于从根本上让人体机能强健旺盛起来，比吃人参、虫草等补药效果要好且无毒副作用。对高血压、失眠、风湿、类风湿、胃寒、脾虚、肾亏等许多疾病都有疗效，长期坚持可以根除。

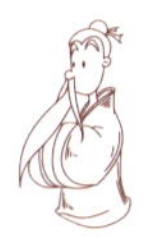

道家走路法——八卦步

教大家一个晨练的方法——八卦步。

锻炼方法

画一个半径约一米的圆圈，把圆平均分成八个相等的弧，当然，没必要十分精准，大约就可以了。然后顺着圆圈按顺序把这八个点标上数字，分别是一、二、三、四、五、六、七、八，圆心的位置标上数字九。这九个点可以放上九块砖，也可以放九个瓶子，或者树立九根棍子，或者什么也没有，只是九个点。把这些做好之后就可以围绕着这九个棍子或瓶子，或者点做运动了。

首先从一走到二，到二的时候右转，把这个点的障碍物绕过去，然后走到三左转，绕过去后走到四右转，然后是走到五左转，走到六右转，走到七左转，八右转，九左转，九是中心点，要完全地左转绕一圈，然后走到八右转，走到七左转，走到六右转……如此循环往复。可以根据个人体力，以不累为度。

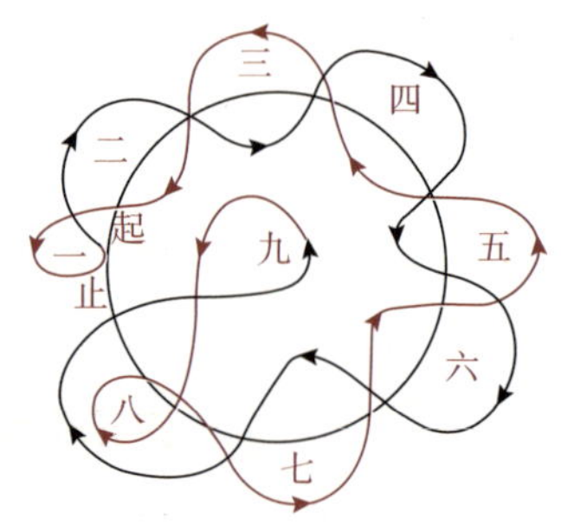

关于这个走圈，还有一种方法，圈还是那个圈，点仍然是那个点，一切都没有变，只有点的数字标记变化了。分别是：圆心标记为五，圆圈按照点的顺序，可以从任何一点开始，标记为一、六、七、二、九、四、三、八。走的方法仍然不变，从一开始，一左转，走到二右转，然后走到三左转，再走到四右转，走到五左转（这个时候五就是圆心了，和上面讲的不同，上面是九是圆心，但是不管这两种走法的哪一种，走到圆心的时候不管是左转还是右转都要完全地绕一圈）。然后接着就是走到六右转，走到七左转，走到八右转，走到九左转。然后走到八右转，走到七左转……如此循环往复，每次走到圆心的时候都要转一圈。

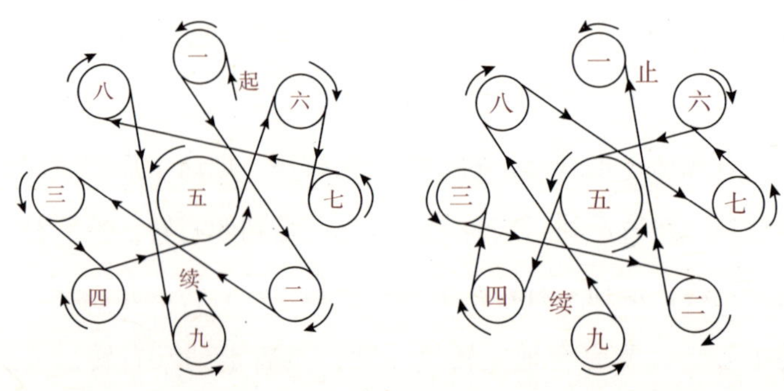

这两种走法虽然不同，但是锻炼的道理和结果都是一样的，可以根据个人爱好选择不同的走法，我经常也会这样走一走，两种方法我都用过，更热衷于第一种方法。可能有人会问，这只是寻常的走路而已，怎么会增强体质呢？其实，这个走法的关键地方是绕过障碍的时候对肩、脊椎、胯、腿进行了不同程度的拧拽。这样的话，一身气血就随着步伐的增多而全部活动开了。并且有引气下行的作用。平常人的气血往往少而虚浮，停留在人体的中部和上部，但是通过这个简单的运动可以让腿部也充分得到气血的滋养。也许有人会说寻常的走路或者跑步也可以把气血引到腿部。这话不错，但是这个方法更快捷更简单，不费力还能起到补气的作用，是平常的跑步和走路所比不上的。

平时饭吃多了，用这个方法走上几圈，很快积食、腹胀等就会消解了，常走可以从根本上增强体质，对失眠、神经衰弱、风湿、类风湿、高血压、高血脂等许多疾病都有疗效。长期坚持，许多慢性病都可以根除。

特别篇：道家真言30条

前面零零散散地讲了许多养生的方法，包括养心的、食疗的、锻炼的，最后归纳一下养生的要点。

1. 睡觉是养生的第一要素，正确的睡眠时间是晚上九点到第二天早上五点。只有这个时间段休息好，人才不容易生病。

2. 许多药物都是治标不治本，治病的根本在于恢复人本身的生命系统，现代的科技发达了，不过还没有达到以生物分子的水平去康复人体的层次，如果药物可以达到那样的层次，也许才在一定程度上算得上治本。

3. 有正确的观念才会有正确的行动，比如说有些人动手术造成了难以挽回的结果，但是在中医看来许多病不用动手术就可以慢慢康复。

4. 人体本身拥有一个完整的康复系统，许多时候要依靠这个系统的力量，而不是药物。

5. 人体健康离不开两点，一个是充足的气血，另外一个是通畅的经络。有太多的疾病都跟这两点出问题有着根本的关联。

6. 足够的气血靠足够的食物和晚上足够的睡眠，加上正确的生活习惯来维持。

7. 经络的畅通需要一个清净的内心，七情六欲都会破坏内心的清净，所以保持内心的平静可以少生病或不生病。

8. 维持身体的健康要注意增加气血的补充，还要减少气血的消耗。

9. 吃过多的食物不仅不能增加气血，反而会给身体带来很多垃圾，这些垃圾的代谢要消耗气血。人体的内脏可以把食物和氧气加工成气血，但是它的处理能力是有限的，食物太多反而有害无益。

10. 适量的运动可以促进气血的运行，但是它也在消耗气血，人体的微循环需要靠放松和安静来维持，所以虽然提倡运动，但是更应该提倡安静和放松。

11. 健康应该从调心开始，因为太多的疾病都是由内心引起的。

12. 长期患有慢性病的人，往往只有在气血补充到一定程度的时候，疾病才会显现出来。所以，这个时候不应该害怕，而是应该继续服药或坚持锻炼，等气血补充得再充足一些的时候，这种症状自然就消失了。

13. 人不遵守养生法则，不一定会马上生病，但是势必会对身体造成损伤，只是一时间没有明显显现出来而已，时日久了，必然会以病的状态显现出来。

14. 人体需要保持一定的饥渴，这样生命才会处在最灵敏的状态，对气血和经络及神经等都有好处。

15. 多嗔伤肝，愤怒伤肝。多食伤脾，忧思伤脾。劳虑伤神，多淫伤肾。

16. 中医的最高境界是养生，养生的最高境界是养心，所以对于养生来讲，上乘养心，中乘养气，下乘养身。

17. 大病初愈的时候，忌理发、洗脚、洗澡。因为大病初愈，人的气血比较弱，抵抗力较差，理发、洗脚、洗澡容易导致外邪入侵而生病。

18. 睡觉时有思想浮动，当以收敛为要，如果辗转思虑，最消耗神气。

19. 午时属心，此时如果能够睡一会儿，最养心气。

20. 运动可以生阳，静坐可以养阴。

21. 环境对人体有着很大的影响，人在好的环境下可以长寿。还有就是，人的毛孔不停地在与外界环境交换物质，所以好的环境对人有好的影响，坏的环境对人体有坏的影响。

22. 关于运动的两点禁忌：一个是不能在气血不足的时候运动，一个是不能在污浊的环境当中运动。

23. 中医老是讲究平衡，平衡到底是什么呢？平衡是阴阳相互依存和制约，不及或太过都会失去平衡。什么叫作损伤元气呢？失去平衡就是伤元气。总是处在平衡的状态，人的元气就保存得好，就可以延缓衰老。

24. 人的情志和疾病密切相关，有一些疾病是用药治不好的，需要求诸情志，所谓“解铃还须系铃人”就是这个道理。人的五种情志可以导致身体生病，也可以解病。

25. 这一条对养生非常重要，就是不可以怕死，怕死会损伤人体阳气，阳气不足，如何谈养生呢？所以有时候越是怕死越会往不好的方向去走。

26. 主明则下安，主不明则十二官危，心为君主之官，心如果康健，则其他器官才能康健，心如果出了问题，其他器官也好不了，所以养生之道，重于养心。

27. 对于五行相生相克的运用，只要是五行不足的情况，都可以用相生来对应治疗；只要是五脏太过的疾病，都可以用相克的方法来对应治疗，这是一个五行运用的根本原则。

28. 当一个人完全掌握了健康的理念的时候，会自然升华出一种不会担心疾病的自信，这种自信有助于阳气的生发，也有助于内心的坦然和平静。所以，了解养生知识的同时，本身就已经是在养生了。

29. 我们身体的每一个器官都有它的用途，比如阑尾、扁桃体、牙齿等。但是在西医手术里面，这些都是可以切除的。去掉了想再长出来就难了。失去这些器官，有害无益。

所以不到实在是没有办法的时候，千万不要切除，一般情况下都是有其他办法解决的。

30. 偶尔发烧、拉肚子、打喷嚏的时候，是身体这个系统在与疾病抗争，许多时候它完全可以胜利，所以不要一有这些反应就急着用药。